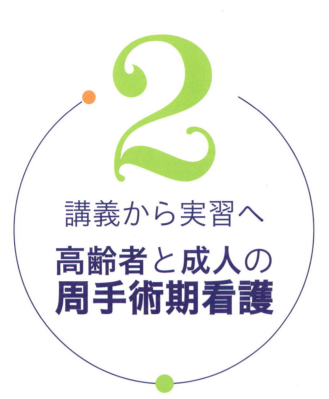

2 講義から実習へ
高齢者と成人の
周手術期看護

# 術中/術後の生体反応と急性期看護

## 第3版

編著
竹内登美子

医歯薬出版株式会社

## 執筆者一覧

### 編　集

竹内登美子（たけうちとみこ）　富山県立大学看護学部教授

### 執　筆

後藤　紀久（ごとうきく）　岐阜大学医学部附属病院看護部

志賀　由美（しがゆみ）　武蔵野大学看護学部

竹内登美子（たけうちとみこ）　編集に同じ

竹口　将志（たけぐちまさし）　富山県立大学看護学部

寺内　英真（てらうちひでまさ）　富山県立大学看護学部

原　三枝子（はらみえこ）　元日本大学医学部附属板橋病院看護部

松田　好美（まつだよしみ）　元岐阜大学医学部看護学科

（五十音順）

This book is originally published in Japanese
under the title of :

KOGI-KARA JISSHU-HE
KOREISHA-TO SEIJIN-NO SHUSHUJUTSUKIKANGO 2
JUTSUCHU / JUTSUGO-NO SEITAIHANNO-TO
KYUSEIKI KANGO
(From Lecture to Nursing Practice
Perioperative Nursing for Adult and Elderly 2
Intraoperative and Postoperative
Vital Reaction and Acute Stage Nursing)

Editor :
TAKEUCHI, Tomiko
    Professor, Toyama Prefectural University

© 2000 1st ed.
© 2019 3rd ed.

ISHIYAKU PUBLISHERS, INC.
    7-10, Honkomagome 1 chome, Bunkyo-ku,
    Tokyo 113-8612, Japan

# 第3版改訂にあたって

　本書は主に，看護学生や新人ナースを対象として執筆したものですが，熟練ナースや手術看護認定ナースの皆様も読者であり，わかりやすいという声を得ています．それらの声に後押しされて，第3版改訂では，写真やビデオ映像を導入し，さらなるわかりやすさに努めました．視覚や聴覚を駆使した学びによって，学習効果が高まることを願っています．

　また，数年前から医師や患者向けの診療ガイドラインが増え，ガイドラインの改訂版も多く発刊されてきています．「急性腹症診療ガイドライン2015」（日本腹部救急医学会・他編集）では，腸管麻痺（イレウス）と腸閉塞の定義が変わりました．「肺血栓塞栓症および深部静脈血栓症の診断，治療，予防に関するガイドライン」（日本循環器学会・他編集）も，2017年改訂版が発行されています．本書はそれらに対応して，内容を更新しています．

　さらに，超高齢社会となったわが国の実情に応じて，高齢者の特徴をふまえた周手術期看護の記述を増やしました．老年症候群やフレイル，サルコペニアの理解などは，今や周手術期看護においても必須事項だといえます．それらの理解とともに，急性期病棟で手術入院や術後の退院支援に関わるナースが，どのような役割を担う必要があるのかという点も加筆しました．

　根拠に基づいた医療／看護実践という点に留意していることは，以前から変わっていませんが，第3版改訂からは，さらに根拠を深めたいという方がすぐに成書を紐解けるように，本文中に文献番号を付して，その引用文献を記載することにいたしました．


　学生や新人ナースの多くは，手術を受けた患者を適切にイメージすることができず，看護援助が患者の回復の後追いになってしまったり，既存の知識を統合することができず，観察したことを看護に結び付けてアセスメントすることができなかったりするものです．しかし，いくつかのヒントやいくつかの参考書等を提示すれば，自ら答えを導き出してくることが多いものです．臨床で実習指導やナースの現任指導を担当しているナースの方々と，大学の看護教員らで執筆された本書が，そのような折に有用な手引きとしてお役に立てば幸いです．

竹内　登美子

# はじめに　初版の序

　本書は主に，看護学生や新人ナースを対象としてまとめたものです．読者の方々が，講義や演習などで得た既存の知識を復習・整理することを助け，看護実践（看護学実習）に活かすことができる実践的テキストとして企画しました．

　従来の成人看護学「外科系」や「急性期」，臨床外科看護学などの類書といえますが，周手術期看護 perioperative nursing，すなわち患者が手術療法を選択するか否かに関する看護から，「手術前・中・後の看護」に焦点をあて，退院するまでの一連のプロセスに関わる看護までを整理しました．

　シリーズ 1 は外来／病棟における術前看護，シリーズ 2 は術中／術後の生体反応と急性期看護，シリーズ 3 は開腹術／腹腔鏡下手術を受ける患者の看護です．これらに共通していることは，頻度の高い幽門側胃亜全摘出術を受ける患者の看護を中心に記述しながら，噴門側手術の場合や，食道あるいは大腸手術，腹腔鏡下手術，開胸手術の場合などと比較検討して知識を広げていけるように構成した点です．麻酔に関する知識についても同様で，全身麻酔と硬膜外麻酔下で手術を受ける患者の看護を中心に学びながら，脊椎麻酔の場合との違いが理解できるように構成されています．

　特に，「手術を受ける患者と家族の心理を理解するための看護の要点」，「手術療法の理解と看護実践に必要な解剖・生理学の知識」，「術後合併症予防のための看護技術と指導」に力点をおいています．これらは，周手術期看護の基礎ともいえる必須概念と技術だからです．そしてその際，現在の医療・看護に応じた最新の知見を盛り込んで記述するように努めました．

　その他の特徴としては，章の内容を適切に理解する助けとして学習目標 objectives を明示したこと，図表やイラストを多くしてビジュアルな紙面としたこと，知識の整理を促進するために看護過程の展開例を入れたこと，各章に適宜 Q & A や PLUS ONE としてコラムを入れ，追加情報や知識の補足をしたことなどがあげられます．

　学生や新人ナースの多くは，手術を受けた患者を適切にイメージすることができず，看護援助が患者の回復の後追いになってしまったり，既存の知識を統合することができず，観察したことを看護に結びつけてアセスメントすることができなかったりするものです．しかし，幾つかのヒントを与えたり，幾つかの参考書を提示すれば，自ら答えを導き出してくることが多いのも事実です．臨床で実習指導や新人ナースの指導を担当しているナースの方々と，看護教員養成課程および看護大学の教員で執筆された本書が，そのような折に有用な手引きとしてお役に立てば幸いです．

竹内　登美子

# CONTENTS

## 第1章 周手術期看護ケアプラン ………………… 1

**1** 周手術期における看護過程の基礎知識（竹内登美子）……………… 1
- ❶ 情報収集とアセスメント ……………………………………… 1
- ❷ 看護診断 …………………………………………………………… 2
- ❸ 手術を受ける患者に期待される結果 ………………………… 3

**2** 手術を受ける高齢患者の看護（竹内登美子）………………………… 3
- ❶ 手術を受ける高齢患者の特徴と留意点 ……………………… 3
- ❷ 加齢による身体の変化と手術を受ける高齢患者の看護 …… 4

## 第2章 手術室における看護 ……………………… 6

**1** モニター類の装着と全身の観察（竹内登美子・志賀由美・後藤紀久）……… 6
- ❶ 手術室内の環境と患者入室時の看護 ………………………… 6
  - （1）手術室内の環境 …………………………………………… 6
    - Ａ清潔・不潔区域と作業動線 ……………………………… 6
    - Ｂ室温と湿度調整 ……………………………………………… 6
    - Ｃ空気調整 ……………………………………………………… 7
    - Ｄ照明 …………………………………………………………… 7
    - Ｅ電源の設置 …………………………………………………… 8
    - Ｆ面積 …………………………………………………………… 9
  - （2）入室時の患者の不安緩和に対する看護 ……………… 9
- ❷ 機器によるモニターの実際 …………………………………… 9
  - （1）血圧モニター ……………………………………………… 9
    - Ａ動脈圧モニター …………………………………………… 9
    - ➡目的…11／測定項目…11／算出値…11
    - a. 非観血的血圧モニタリング；間接法 ………………… 12
    - ➡一般的な名称…12／目的…12／方法…12／注意点…12
    - b. 観血的血圧モニタリング；直接法 …………………… 13
    - ➡一般的な名称…13／目的…13／観血的血圧モニタリングの構成…13／注意点…14／波形からわかること…14
    - PLUS ONE 動脈圧における観血的血圧測定値と非観血的血圧測定値の一般的な関係 ………… 15
    - Ｂ中心静脈圧モニター ……………………………………… 16
    - ➡目的…16／基準値…16／方法…16／注意点…16／CVP 波形からわかること…16
  - （2）パルスオキシメーター …………………………………… 16
    - ➡目的…16／方法…17／注意点…17／パルスオキシメーターからわかること…18

　　　　PLUS ONE 中心静脈圧の圧力トランスデューサーによる測定値と，水柱による測定値との関係 … 19

　　(3) 体温モニター ……………………………………………………………………… 20
　　　　◆目的…20 ／方法…20

　　(4) その他のモニタリング ……………………………………………………… 21
　　　　Ａ肺動脈圧・肺動脈楔入圧モニタリング ……………………………… 21
　　　　Ｂ呼気終末二酸化炭素モニタリング（カプノメーター） …………… 21
　　　　Ｃ麻酔ガスモニタリング ………………………………………………… 21
　　　　Ｄ筋弛緩モニタリング …………………………………………………… 21

❸ 継続的観察法による全身状態の管理 …………………………………… 22

┌─────────────────────────────────────────────┐
│ 　ガウンテクニックの動画 QR コード ……………………………… 22 │
└─────────────────────────────────────────────┘

## 2 麻酔導入時の看護（竹内登美子・後藤紀久） ……………………………… 23

❶ 麻酔とは ………………………………………………………………………………… 23
　　　　◆麻酔とは…23 ／麻酔の 3A…23

　　(1) 吸入麻酔 ……………………………………………………………………… 23
　　　　Ａ主な吸入麻酔薬 ………………………………………………………… 23
　　　　Ｂ主な筋弛緩薬 …………………………………………………………… 25
　　　　◆全身麻酔（吸入麻酔）法で手術を受ける患者への筋弛緩薬使用の目的…25 ／
　　　　筋弛緩薬の種類と特徴…25 ／筋弛緩薬使用時の注意点…26

　　(2) 静脈麻酔 ……………………………………………………………………… 26
　　　　◆主な静脈麻酔薬…26

　　(3) ニューロレプト麻酔 ……………………………………………………… 27
　　(4) 完全静脈麻酔 ……………………………………………………………… 27

❷ 全身麻酔導入時の看護 ………………………………………………………… 27
　　(1) 全身麻酔導入の種類 ……………………………………………………… 27
　　　　Ａ急速導入 ………………………………………………………………… 27
　　　　Ｂ緩徐導入 ………………………………………………………………… 27

　　　　PLUS ONE 麻酔深度の判定と BIS モニター …………………………… 28

　　(2) 経口的気管内挿管時の看護 ……………………………………………… 28
　　　　◆気道の形態と気管チューブの選択…29 ／気管挿管の方法…30 ／
　　　　気管挿管時の患者の観察…31

　　　　PLUS ONE 気道確保の方法（一次救命，二次救命） ………………… 30

　　(3) 全身麻酔導入時の看護の要点 …………………………………………… 32
　　　　◆入室から麻酔導入までの看護…32 ／麻酔導入時の看護…32

❸ 局所麻酔法の種類と特徴 ……………………………………………………… 33
　　(1) 脊髄くも膜下麻酔法 ……………………………………………………… 33
　　　　◆穿刺部位と体位…33 ／麻酔薬の広がりと症状…34 ／術中合併症とその看護…34

　　(2) 硬膜外麻酔法 ………………………………………………………………… 36
　　　　◆穿刺部位と体位…36 ／麻酔薬の広がりと症状…36 ／術中合併症とその看護…37

| | |
|---|---|
| PLUS ONE 脊髄くも膜下麻酔と硬膜外麻酔の術後合併症 | 36 |
| タイムアウト | 37 |
| 胃内容物の逆流を防ぐ輪状軟骨圧迫法 | 38 |

## 3 ◀ 手術体位と看護上の注意点 （竹内登美子・竹口将志） ……… 39

### ❶ 体位が呼吸器系や循環器系に及ぼす影響 ……… 39

**（1）体位が呼吸器系に及ぼす影響** ……… 39
- Ａ仰臥位 ……… 39
- Ｂ腹臥位 ……… 40
- Ｃ側臥位 ……… 40

**（2）体位が循環器系に及ぼす影響** ……… 40
- Ａ仰臥位 ……… 40
- Ｂ腹臥位 ……… 40
- Ｃ側臥位 ……… 41

### ❷ 主な手術体位のとり方と，看護上の注意点 ……… 41

**（1）仰臥位** ……… 41
- Ａ腕神経叢麻痺 ……… 41
- Ｂ橈骨神経麻痺 ……… 41
- Ｃ尺骨神経麻痺 ……… 43
- Ｄ腰痛 ……… 44
- Ｅ腓骨神経麻痺 ……… 44
- Ｆ後頭部・頸部・背部・仙骨部の循環障害 ……… 45
- Ｇ深部静脈血栓 ……… 45

**（2）砕石位（切石位）** ……… 45
- Ａ坐骨神経麻痺 ……… 46
- Ｂ腓骨神経麻痺 ……… 47
- Ｃ下腿コンパートメント症候群 ……… 47
- Ｄ腰痛 ……… 47

**（3）側臥位** ……… 47
- Ａ腕神経叢麻痺 ……… 47
- Ｂ頭部・腸骨稜・両下肢の重なり部分・下側になった脚などの循環障害 ……… 48
- Ｃ総腓骨神経麻痺 ……… 48

**（4）腹臥位** ……… 48
- Ａ眼球圧迫，耳介・鼻の圧迫 ……… 49
- Ｂ肩関節の脱臼，橈骨神経・尺骨神経・坐骨神経・腓骨神経麻痺 ……… 50
- Ｃ鼠径部の圧迫 ……… 51
- Ｄ頸部・胸部・腹部の圧迫 ……… 51
- Ｅ前上腸骨棘や膝などの圧迫 ……… 52

| | |
|---|---|
| PLUS ONE 術中患者の褥瘡発生要因 | 52 |
| 手術時の体位固定におけるチームとは | 53 |

## 4 ◀ 術中の異常時の対処 （竹内登美子・後藤紀久） ……… 54

### ❶ 体温の異常 ……… 54

**（1）体温低下** ……… 54
- ➡原因と生体への影響…54／体温低下に対する看護…54

vii

（2）発熱と悪性高熱症 ································ 55
　　　➡原因と生体への影響…55／悪性高熱症に対する処置…56

**❷ 血圧の異常** ································ 56
（1）血圧低下 ································ 56
　　　➡原因と生体への影響…56／血圧低下に対する処置…56
（2）血圧上昇 ································ 57
　　　➡原因と生体への影響…57／血圧上昇に対する処置…58

**❸ 尿量の減少** ································ 58
　　　➡原因と生体への影響…58／尿量減少に対する処置…58

　　　**PLUS ONE** 手術中の出血量の測定 ································ 57

**5 ▌ 覚醒（抜管）から退室時までの看護**（竹口将志）················ 59
**❶ 手術終了から抜管までの流れ** ································ 59
**❷ 抜管時の看護** ································ 59
**❸ 抜管時に生じやすい異常** ································ 60
**❹ 抜管後の看護** ································ 60
**❺ 手術室からの退室** ································ 61
**❻ 病棟看護師への申し送り** ································ 62
　　　**PLUS ONE** シバリング（ふるえ） ································ 64

## 第3章 術中の看護過程の展開 ················ 66

（後藤紀久・原三枝子）

**❶ 事例** ································ 66
（1）患者紹介 ································ 66
（2）術前検査データ結果と他の情報 ································ 66
（3）手術内容と術中経過 ································ 68
　　　➡ 手術内容…68／術中経過…68
**❷ 評価** ································ 78
（1）入室〜麻酔導入まで ································ 78
（2）術中 ································ 78
（3）術後 ································ 79

## 第4章 手術および麻酔侵襲と生体反応 ················ 80

**1 ▌ 恒常性を保つための生体反応**（竹内登美子・松田好美）················ 80
**❶ 神経・内分泌系反応** ································ 81
　　　**PLUS ONE** サードスペースとは何か ································ 82

（1）視床下部・下垂体・副腎・交感神経系 ……………………………… 83
    Ａ視床下部・交感神経・副腎髄質系 …………………………………… 83
    Ｂ視床下部・下垂体・副腎皮質系 ……………………………………… 83
    Ｃ視床下部・下垂体系 …………………………………………………… 83
（2）腎・副腎皮質系 …………………………………………………………… 83
（3）膵島系 ……………………………………………………………………… 84
❷ サイトカインによる生体反応 ……………………………………………… 84
    PLUS ONE 全身性炎症反応症候群（SIRS）とは ……………………… 85

❸ 損傷の修復に関する代謝系反応 …………………………………………… 86
（1）糖代謝 ……………………………………………………………………… 86
（2）脂質・蛋白代謝 …………………………………………………………… 86
❹ 手術侵襲に対する生体反応の経過 ………………………………………… 87
❺ 手術侵襲による生体反応と術中の輸液管理 ……………………………… 87
（1）術中の体液喪失と輸液管理 ……………………………………………… 87

# 第5章 術後看護の知識と技術 …………………………… 90

## 1 ▶ 術後の全身管理（志賀由美・竹内登美子）……………………………… 90
❶ 術後の全身管理の基本的な考え方 ………………………………………… 90
❷ 帰室直後から術後2時間までの患者の看護 ……………………………… 91
（1）帰室直後の患者に行うこと ……………………………………………… 92
（2）帰室後，患者の状態をひと通り確認した後，上記に加えて行うこと …… 95
    PLUS ONE 合成皮膚接着剤「ダーマボンド®」……………………………… 95
            深部静脈血栓症（DVT）………………………………………… 96

❸ 術後管理に必要な知識と技術 ……………………………………………… 98
（1）水分出納モニタリング …………………………………………………… 98
    ➡目的…102／方法…102
（2）3点誘導心電図モニター：無線式 ……………………………………… 104
    ➡方法…104／特徴…105／装着にあたっての患者への説明例…105
（3）疼痛管理 …………………………………………………………………… 106
    ➡経過…106／疼痛の定義…106／疼痛の影響…106／疼痛の特性…106
    Ａ術後の疼痛管理 ………………………………………………………… 106
    Ｂ一般的な術後疼痛管理方法 …………………………………………… 107
    Ｃ看護師の対応 …………………………………………………………… 109
    ➡目的…109／方法…109
    Ｄ患者管理鎮痛法 ………………………………………………………… 109

（4）血液・尿検査 111
　Ａ血液検査 111
　Ｂ血液化学検査 112
　Ｃ尿一般検査 114
　➡方法…114

PLUS ONE 術後の尿色調の変化 115

（5）胸部・腹部 X 線検査 116

❹ 手術室看護師による術後訪問 120

PLUS ONE 放射線の基礎知識 120
　被曝防護三原則：
　遮蔽（shielding）距離（distance）時間（time）のコントロール 121

## 2 術後合併症の予防に関する看護（竹内登美子・志賀由美） 122

❶ 循環器系合併症と看護 122

（1）不整脈 122
　➡看護のポイント…122

（2）急性循環不全 - ショック 124
　➡血圧の変化の考え方…124／ショックの発生の考え方…124／
　ショックの基本的な症状…124／ショックにつながる症状の観察ポイント…124／
　看護のポイント…125
　Ａ出血性ショック 128
　Ｂ心原性ショック 131
　Ｃ敗血症性ショック 132
　Ｄアナフィラキシーショック 133

PLUS ONE ラテックスアレルギー 133

（3）血栓症 135
　➡原因…135／リスクファクター…135／症状・看護…136

❷ 呼吸器系合併症と看護 137

（1）無気肺，肺炎 137
　➡原因…137／症状…138／治療および看護…138

PLUS ONE 肺葉と気管支分節から考える肺音の聴診 139

❸ 消化器系合併症と看護 142

（1）縫合不全 142
　➡原因…142／症状…142／治療・看護…142

（2）腸閉塞とイレウス 144
　➡分類…144／原因…144／症状…145／　治療・看護…145

❹ 泌尿器系合併症と看護 147

（1）泌尿器系合併症の発生 147
　Ａ膀胱留置カテーテル挿入中 147
　Ｂ膀胱留置カテーテル抜去後 148

PLUS ONE 泌尿器系合併症に関する用語の定義 150

（2）泌尿器系合併症と看護 ……………………………………… 150
　　Ａ循環血液量不足による尿量減少 …………………………… 150
　　Ｂカテーテル閉鎖による尿量減少 …………………………… 151
　　Ｃ術式による排尿障害 ………………………………………… 151
　　Ｄ麻酔による排尿障害 ………………………………………… 152
　　Ｅ心因性の排尿障害 …………………………………………… 152
　　Ｆ尿路感染 ……………………………………………………… 152

❺ 術後せん妄と看護 ……………………………………………… 155
（1）術後せん妄の定義 ……………………………………………… 155
（2）術後せん妄の発症率 …………………………………………… 156
（3）術後せん妄の発症要因と促進要因 …………………………… 156
　　Ａ生理学的要因 ………………………………………………… 156
　　Ｂ心理学的要因と社会学的要因 ……………………………… 156
　　Ｃ個人的要因 …………………………………………………… 157
（4）術後せん妄の症状 ……………………………………………… 157
　　Ａ活動過剰型 …………………………………………………… 157
　　Ｂ活動減少型 …………………………………………………… 157
（5）せん妄のスクリーニング法 …………………………………… 158
（6）術後せん妄を予防する看護 …………………………………… 163
　　Ａ術前の全身状態の観察と看護 ……………………………… 163
　　Ｂ術中の看護 …………………………………………………… 163
　　Ｃ術後の看護 …………………………………………………… 163
（7）術後せん妄を発症した患者に対する看護 …………………… 163
　　Ａ不穏・興奮，幻覚・幻聴に対する薬物 …………………… 165
　　Ｂ不眠に対する薬物 …………………………………………… 165
　　Ｃ不安，抑うつ状態に対する薬物 …………………………… 165
　　PLUS ONE 高齢患者への身体抑制について ………………… 164

第6章 術後急性期における看護過程の展開 …………… 166

（寺内英真）

❶ 事例 …………………………………………………………… 166
（1）患者の概要 …………………………………………………… 166
（2）患者の経過 …………………………………………………… 166
　　Ａ入院までの経過 ……………………………………………… 166
　　Ｂ外来での検査結果 …………………………………………… 168
　　Ｃ入院後の経過 ………………………………………………… 169
　　Ｄ手術について ………………………………………………… 171
　　Ｅ術後の経過 …………………………………………………… 172
❷ アセスメント（術後） ……………………………………… 176
❸ 看護計画（術後） …………………………………………… 182

索引 …………………………………………………………………… 184

装丁・本文デザイン／株式会社 サンビジネス　　イラスト／ホンマヨウヘイ・卯坂亮子

> 第1章

# 周手術期看護ケアプラン

## 1 周手術期における看護過程の基礎知識

### OBJECTIVES
**1 手術を受ける患者の看護ケアプランの要点を理解する**

看護の最終的な目標は，どのような領域の看護であっても，「安全で効果的な質の高いケア」の提供である．周手術期看護すなわち術前・術中・術後の看護においても，あらゆる領域の看護と同様に，看護過程は次のように展開される．

　系統的で継続的なデータ収集と解釈によるアセスメント
→周手術期看護の知識に基づいた看護診断の明確化
→看護診断から導き出された期待される結果の明確化
→優先順位を設定した看護計画の立案
→看護独自あるいはチーム医療による計画の実施
→実施した看護を期待される結果と比較した評価
そして看護過程の改善である．

### ❶ 情報収集とアセスメント

手術を受ける患者に特徴的なことは，通常の情報収集項目に加えて，術前から次のような心理（感情・情動）面に関する情報をもとにしたアセスメントが必要だということである．

・手術や侵襲的処置に対する恐怖や不安の有無（程度）
・診断に対する予期悲嘆や絶望の有無（程度）
・身体の一部喪失に対するボディイメージ混乱や自己尊重混乱の有無（程度）

これらに関する情報を質問によって収集するためには，その患者に敬意と関心を示し，ある程度の関係性ができたうえでないと，十分な回答は得られにくい．例えば，手術を受けることに対する患者の理解度，診断や治療に対する期待や気がかりなどについての情報を知り

たいときに,

「病気と手術について主治医からどのように聞いていらっしゃいますか？」

「今回の手術に対してどのような期待をもっていらっしゃいますか？」

「今回の病気や手術について何か気がかりなことはありますか？」

上記のような質問は，専門職としての知識と技術に裏づけられた術前オリエンテーションを終えた段階でこそ，患者は期待と不安の胸の内を表出してくれることであろう.

この際，看護師は患者に気がかりなことや怒り・不安などの感情を表現するように促すことが必要であり，受容的態度で冷静に患者の話を傾聴し，親しみと温かみのある応答をすることが大切である. また，患者が何に恐怖を感じているのかが明らかな場合は，言語的表現が可能であるが，不安は漠然とした憂うつな感情なので脅威の対象を明らかにできない. 落ち着きのなさや不安表情などで判断し，動悸や血圧上昇などに注意する必要がある.

このような心理（感情・情動）面に関する情報収集は容易なことではないが，手術に対する情動的な反応をアセスメントし，心理教育的な看護介入に繋げることは重要なことである.

## ❷ 看護診断

看護診断には実存型看護診断と，潜在的看護診断（リスク型看護診断），そしてウェルネス（wellness）型の看護診断がある[1].

近年注目されているウェルネス型看護診断とは，人生や健康にかかわるポジティブな側面を看護実践に組み込もうとするものであり，従来からの問題志向型の看護診断を相補うものとして登場した. 看護上の問題に焦点化した問題志向や問題解決型の診断だけでなく，対象に見いだされるその時点での「健康な部分」「できている部分」「良好な部分」にも焦点を当てる. このようなウェルネス志向で対象を深く・広く見つめ，ありのままの状態を診断することによって，直接的なケアだけでなく，見守るケア，支持するケアなど，看護ケアに広がりがでることが期待できる.

いずれにしても記述内容は，患者の健康上の課題あるいは生活過程に対する患者の反応に限定されなければならない. よくある誤りとして，「胃切除術に関連した感染状態」のように，医学診断や術式を看護診断のなかに記入していることがあげられる. この場合は，「切開に伴う防護バリアの喪失に関連した感染リスク状態」のように書き換える必要がある. また「不適切な術中体位に関連した組織・皮膚統合性障害」のように，実施した看護を非難するような表現も避けるべきである.

以下に手術を受ける患者にとっての一般的な看護診断の例を記述した.

・手術に関する知識不足（リスク状態）

・禁飲食に関連した体液量不足（リスク状態）

・低体温環境に関連した低体温（リスク状態）

・切開に伴う防護バリアの喪失に関連した感染（リスク状態）

・手術体位に関連した皮膚統合性障害（リスク状態）

・非効果的気道浄化（リスク状態）

・術後診断に関連した悲嘆・不安

## ❸ 手術を受ける患者に期待される結果

　周手術期看護を実践する際に考慮するべき期待される結果は，一般的に次のようなことである．ただし，個々の患者に期待される成果は，これらに限定されるものではない．
・患者と家族は手術に関する生理的・心理的反応についての知識を具体的に話せる
・患者は水分・電解質バランスを維持している
・患者には感染の徴候と症状がみられない（あるいは，感染していない）
・患者は皮膚統合性を維持している（たとえば褥瘡がない，創傷治癒が順調であるなど）
・患者はリハビリテーションに参加している
　なお，ここでいう家族とは，血縁関係にとどまらない患者にとっての重要他者のことをいう．

# 2 手術を受ける高齢患者の看護

**OBJECTIVES**
1 加齢による身体の変化を理解し，周手術期にある高齢患者への看護に活かすことができる

## ❶ 手術を受ける高齢患者の特徴と留意点

　手術を受ける高齢患者の特徴と留意点は，次のようなことである．
・外科的問題がはっきりと現われなかったり，非定形化で現われる．また，多くの合併症を有し，潜在性の合併症も多い
　　➡診断が遅れやすい
　　➡多剤服用していることが多く，副作用に留意する
・器官・臓器の予備能が少ない
　　➡強いストレスにうまく対処できないので，十分な術前準備が必要である
　　➡加齢による各臓器の老化が始まるのは60歳ごろからであるが，合併症がない高齢患者であれば，麻酔のリスクとなる年齢は80歳ごろからだと考えられている
・個人差が大きいので暦年齢だけで判断しない
　　➡単に高齢であるというだけで，手術の適応禁忌とはならない
・緊急手術の危険性は，待機手術の数倍となる
　高齢になればなるほど個人差は顕著になるので，十分な観察を行って，その人にとっての生活の質（QOL）の充実を目指す必要がある．術後にQOLの低下をきたさないためには，術前の日常生活機能（ADL）の評価を含めた総合的なアセスメントを行い，術前・術後ケアおよびリハビリテーションを行っておくことが重要である．

## ❷ 加齢による身体の変化と手術を受ける高齢患者の看護

　加齢による身体の変化には個人差があるものの，誰にでも起こることである．組織の退化，細胞の萎縮，免疫力の低下，神経系の反応低下などが主なものである．このような変化によって心理面や社会面にも多少なりとも影響が及ぶが，多くの高齢者は，年齢とともに身体的変化を受け入れて適応していく．これらの変化を受け入れることができないで，不適応を起こす高齢者には，医療チームによる支援が必要である．

　以下に，加齢による身体の主な変化と，手術を受ける高齢患者の看護の要点を表1-1にまとめた．

**表1-1** 手術を受ける高齢患者の特徴と看護の要点

|  | 加齢による変化 | 看　護 |
|---|---|---|
| 呼吸器系 | ・脊椎のわん曲による胸壁の拡張制限<br>・呼吸筋と線毛運動の減弱 | ・術前と術後早期からの深呼吸や咳嗽を促す |
| 呼吸器系 | ・肺組織の弾力性低下，肺胞の減少による酸素と二酸化炭素の拡散面積の減少，血中酸素濃度の減少 | ・呼吸機能不全の徴候と症状をモニターする<br>・脳への酸素供給が不十分にならないよう安全性を確保する<br>・呼吸器合併症の予防に努める |
| 心血管系 | ・心臓の弾力性・膨張性の減少による心拍数や心拍出量の減少<br>・動脈血管壁の弾力性減少による末梢血管抵抗の上昇<br>・収縮期血圧と拡張期血圧の上昇，および脈圧の上昇<br>・刺激伝導系の障害による不整脈の出現 | ・高齢者の通常血圧値を把握しないで，高い血圧を正常に戻そうとした場合，脳血流量を減少させることがあるので注意する<br>・低酸素血症やショック徴候に留意する<br>・ストレッサーを最小限にする<br>・起立性低血圧の予防に努める |
| 腎臓系 | ・腎血管の狭窄による腎血流量の減少<br>・糸球体の機能低下<br>・形態の変化による残尿や排尿困難<br>・前立腺の肥大 | ・ショック徴候に注意する<br>・薬物の排泄が悪くなりやすいので，副作用に注意する<br>・尿路感染症の徴候に注意する |
| 神経系 | ・神経細胞の変性と減少による刺激伝達遅延による反応鈍麻や，短期記憶の障害 | ・患者の返答や反応が遅くなるので，ゆったりと見守る<br>・安全確保に努める<br>・手術室やICUなどの新しい環境に適応できるよう，時間をかけて説明を行うなどの工夫をする |

|  | 加齢による変化 | 看護 |
|---|---|---|
| 消化器系 | ・味蕾の減少<br>・歯や歯肉の減少 | ・食欲低下による栄養障害に注意する<br>・挿管時の歯牙欠損などに注意する |
|  | ・消化管運動の減弱<br>・塩酸塩の生成減少による内因子の欠乏で悪性貧血を生じやすい | ・腹部マッサージを促す<br>・悪性貧血の徴候と症状をモニターする |
| 感覚・知覚器系 | ・内耳と蝸牛の退行性変化<br>・鼓膜の肥厚による音の伝達障害 | ・高音域の聞き取りが悪くなるので，ゆっくり，はっきりと低い声で話す<br>・雑音の少ない環境を設定する |
|  | ・眼球レンズの弾力性の低下による視野狭窄<br>・虹彩の硬化による瞳孔の縮小 | ・適切な明かりを確保し，安全に留意する |
| 筋骨格系 | ・骨の再吸収の増大による骨の脆弱化，骨粗鬆症<br>・筋肉の減退による筋力や機敏性の低下<br>・関節の変形や拘縮 | ・骨折や転倒に注意する<br>・術前から適度な下肢の運動を実施する<br>・体位変換時に無理な動きを行わない<br>・安楽な体位がとれているか常にアセスメントする<br>・膝関節や股関節の観察を行う |
| 皮膚系 | ・上皮細胞の減少<br>・細胞分裂の遅延による創部の回復遅延<br>・皮下脂肪やコラーゲンの減少による皮膚の乾燥，弾力性の低下<br>・汗腺の減少による発汗障害 | ・瘡予防に努める<br>・栄養補給や創部の清潔に留意する<br>・老人性皮膚掻痒症に対するケアを行う<br>・体温をモニターして，熱による体力消耗を防ぐ |

### 引用文献

1) 藤崎　郁，山勢博彰訳：カルペニート　看護過程・看護診断入門. pp.42-48, 医学書院, 2007.

## 第2章

# 手術室における看護

　手術室看護師は，手術が安全かつ迅速に遂行されるように，術前の環境調整や器械出しの準備，外科医と麻酔科医の補助等，多くの役割を担っている．それらはすべて手術を受ける患者へよりよい看護を提供するという目的に基づくが，第2章では，特に患者の全身管理に関する知識と看護に焦点を当てて解説した．

## 1 モニター類の装着と全身の観察

### OBJECTIVES

**1** 手術室内の環境と，患者の不安緩和に対する看護を理解する

**2** 麻酔科医によって管理される自動血圧計，動脈ライン，中心静脈ライン，パルスオキシメーター，体温モニターなどの目的，方法，看護上の主な注意点を理解する

**3** 機器によるモニタリングと，継続的観察法による全身状態の観察を理解する

## ❶ 手術室内の環境と患者入室時の看護

#### （1）手術室内の環境

#### Ａ 清潔・不潔区域と作業動線

　手術室は高度清潔区域（バイオクリーン室）・清潔区域（手術室，手洗い場など）・準清潔区域（器材・機器の保管場所など）・不潔区域（手術室入り口付近）に分けられており，微生物や塵埃などの侵入を防いでいる．ゆえにこれらの区域を移動する際には，定められた動線で行動する．

#### Ｂ 室温と湿度調整

　室温は 24 ± 2℃，湿度は 50 〜 60％に調整する．

身体を露出したときに，適切な室温と湿度が求められる．ゆえに乳児の場合は室温が26〜27℃で，湿度が60〜70％，体温調節機能が低下した高齢者などでは個別に調整が必要なこともある．

### C 空気調整

手術室の空調設備（図2-1）は室温調整を行うだけでなく，常に清浄な空気が手術室内から廊下へと一方向に流れるよう陽圧を維持することで，感染の危険を最小にする．また逆に，空気感染症を伴う患者の手術の場合は，空気が室外へ流れることによる汚染を防ぐために，手術室内を陰圧に維持する．

さらに，大気中の塵埃数を減少させるために，ヘパフィルターや高性能フィルターを使用し，換気回数を設定する．これにより，バイオクリーン室ではクラスⅠ（高度清潔区域），一般手術室はクラスⅡ（清潔区域）（NASAクラス：米国航空宇宙局の基準で，1立方フィートの空気中に0.5μmの埃が，それぞれ100個，10,000個以内であること）等，空気清浄度を一定に保つことができる．手術中は，整流が送り込まれる天井の吹出し口の下に手術台を設置するとともに，外へ排出する空気の流れを妨げないよう室内の排気口前には物を置かない．

このように厳重な空調管理がなされている手術室であることを理解し，空気の乱入や微生物を運び込む原因となるドアの開閉は，最小限にしなければならない．

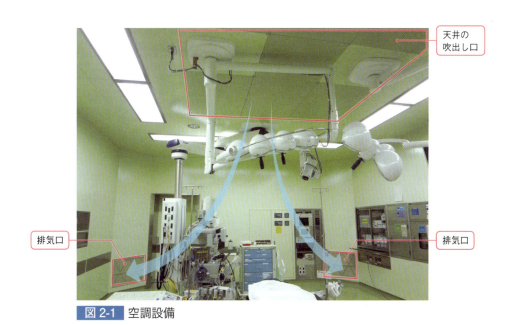

図2-1 空調設備

### D 照明

患者の状況を常に一定の条件下で把握するために，手術野は常に同じ明るさと色調にしておくことが必要である．照度は，日本工業規格（JIS）の1,000ルクス前後を基準としている．術野の照明は，外科医および手術器具で生じる影を防ぐ「無影灯」（図2-2）が用いられる．無影灯は20,000ルクス以上の照度であり，手術操作に合わせて術野に確実に光が当たるよう，

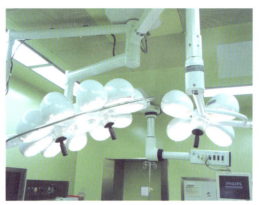

図 2-2 無影灯

角度や照度を変えることができる．

### E 電源の設置

　各手術室の電気は単独系統で，それぞれの手術室内にアイソレーションユニットという絶縁変圧器，絶縁監視装置（図 2-3），医療用コンセント，ブレーカー，過電流警報器などで構成されたシステムが設置してある．人体への感電の危険性を回避するため，絶縁の他，アース（接地）をとることが必要とされ，手術機器はアースを含んだ3Pプラグとなっている．
　このため，手術室の電源コンセントは，すべて3Pコンセントである．電源には，非常時に発電機を回して自家発電から電源が供給される白色コンセントと付属のバッテリーで発電機の起動までの間も途切れることなく電力を供給し続ける無停電電源からの緑色コンセント（図 2-4）の2種類がある．また電気容量は，各部屋で実施する手術内容を考慮して容量が決められている．

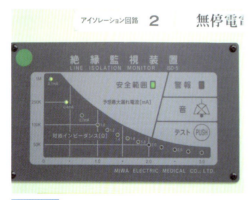

図 2-3 絶縁監視装置

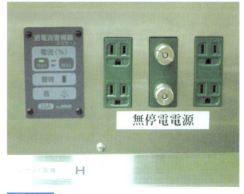

図 2-4 無停電電源

## F 面積

手術室の広さについての基準はないが，一般手術室は，少なくとも 6m × 6m で 36m² の広さとなっていることが多い．しかし，内視鏡手術やロボット手術，心臓血管外科手術のように多数の手術器械や医療機器を必要とする手術については，45 ～ 60m² 前後の広さや，ときには 100m² の広さの手術室が使用されるなど，余裕のあるスペースが確保される．

### (2) 入室時の患者の不安緩和に対する看護

手術室における看護は，安全が確保された環境のなかで，病棟看護師によって移送されてきた患者の不安や緊張を緩和することから始まる．

①入室予定時間に患者を迎えに行き，マスクをはずして笑顔で挨拶する．

例：「△△さん，昨夜お会いした看護師の○○です．お待ちしていました」

このときに患者本人に間違いないことと，その反応などで不安や緊張の程度を確認する．また，高齢患者は高い声が聞き取りにくいので，低めの声で話しかけることが必要である．

②病棟の車椅子やベッドから手術用ベッドへの移動，モニター装着などの前には，その行為の説明を行いながら，適宜，身体に触れるというスキンシップケアを行う．スキンシップケアは不安緩和の目的だけでなく，患者の緊張度や体温の把握にも役立つ．

③手術を受ける患者にとって手術台や麻酔器，無影灯などを実際に見ることによって，緊張や不安が増すことも多い．手術開始までは患者の周辺に機器を設置せず，機器による圧迫感を感じさせないよう配慮するとともに，手術による不快な音にも注意を払うことが必要である．また，患者にとってより快適な環境が提供できるよう室温調節や，身体を不必要にさらさないようプライバシーの保護に努めるなどの看護が重要である．

# ❷ 機器によるモニターの実際

心電図モニターについては，p.104-105 参照．手術中に全誘導をモニターすることはほとんどなく，通常は第Ⅱ誘導である．

### (1) 血圧モニター（blood pressure monitoring）

血圧には，動脈圧（arterial blood pressure）・静脈圧（venous blood pressure）・毛細管圧（capillary blood pressure）がある．

術中・術後の患者モニターに使用されることが多いのは，動脈圧と静脈圧である．それぞれの血圧をモニターするには，主な測定部位がどこで，どのような方法で測定され，測定部位の血管が体循環のどの位置にあるのかを知っておくことが必要である（表 2-1, 図 2-5）．

また，測定した血圧の変動は，血圧調整のメカニズムをもとに患者の状態に合わせて判断する必要がある（図 2-6）．

### A 動脈圧モニター（arterial blood pressure monitoring）

動脈圧の測定方法には，動脈内にカテーテルを挿入して測定する観血的血圧測定と，測定

表 2-1 血圧の基礎知識

| 血圧の種類 | 測定方法 | 一般的な名称 | 主な測定部位 | 測定用具と主な挿入部位 | | |
|---|---|---|---|---|---|---|
| 動脈圧 | 観血的 | 動脈圧 | 橈骨動脈 | 動脈内留置カテーテル | 圧力トランスデューサー | 橈骨動脈 |
| | 非観血的 | 血圧 | 上腕動脈 | 自動血圧計 水銀血圧計 | | |
| 静脈圧 | 観血的 | 中心静脈圧 | 右心房から5cm以内の上・下大静脈 | 中心静脈内留置カテーテル | 圧力トランスデューサー（ope中） | ①内頸静脈（特に右側） ②鎖骨下静脈 ③外頸静脈 ④大腿静脈 |

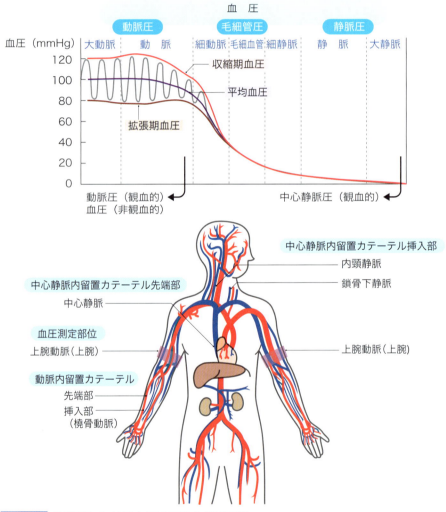

図 2-5 体循環における血圧の変化と測定部位

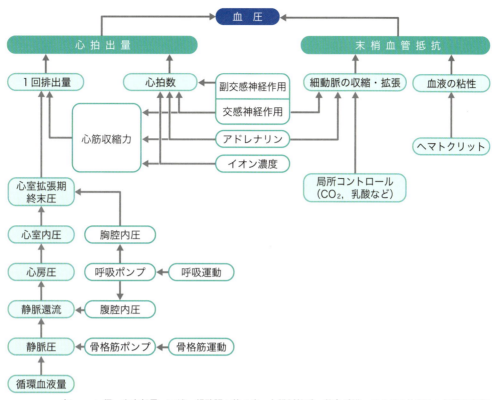

図2-6 血圧調節のメカニズム

する動脈の外からカフを使って血管を圧迫して測定する非観血的血圧測定がある．一般的に，観血的に圧力トランスデューサーを用いて動脈圧を連続的に観察することを「動脈圧モニター」といい，非観血的に一定間隔で動脈圧を観察することを「血圧モニター」と呼ぶ．

### ◆目的

循環系の最も重要な指標であり，左心室を出た血液が右心房を経て左心房へ戻るまでの一連の流れのなかで機能障害の部位や原因を予測するための情報を得る．

### ◆測定項目

- 収縮期血圧（systolic blood pressure）または最高血圧
- 拡張期血圧（diastolic blood pressure）または最低血圧

### ◆算出値

- 平均血圧（mean blood pressure）＝脈圧×1/3＋拡張期血圧

　　　　　　　　　脈圧＝収縮期血圧－拡張期血圧

## a. 非観血的血圧モニタリング；間接法

### 一般的な名称

・血圧（blood pressure；BP）

### 目的

　循環動態の評価を行う．また，動脈ライン挿入後の非観血的血圧測定値との比較検討の目的でも使用される．特に，聴診法は血圧と血流を反映し，この点では，血圧のみを反映する観血法よりも臨床的意義は大きい．

### 方法

　安全で簡便な測定法であり，人間の聴覚（聴診法）や触覚（触診法）を用いて測るカフ加圧法と，機器による自動測定法（振動法）がある．通常，上肢（上腕部）で測定するが，それが困難な場合は下肢で測定を行う（表 2-2）．

　非観血的自動血圧計には，最高血圧・平均血圧・最低血圧・脈拍がデジタル表示されるものや，非観血的でありながら動脈圧波形を表示するものなどがある．この原理は，連続測定中のカフに常に低圧（約 20mmHg）をかけ，これによる心拍動で動脈圧を計算することによって，動脈圧波形の表示を可能にしている．

### 注意点

　手術室では，自動血圧計で持続的に測定（連続的あるいは間欠的測定）することがほとんどである．長時間持続的に測定するので，マンシェットを直接皮膚に巻かないで布などを当て，皮膚の損傷を防ぐことが必要である．また，最初にカフ加圧法によるコロトコフ音の聴診によって得た値と比較し，測定値の差を検討して自動血圧装置が正しく装着されているかを確認しておく必要がある．

**表 2-2** 下肢での血圧測定部位

| カフ部位 | 大腿部 | 下腿部（腓腹筋下部で，内踝部より上） |
|---|---|---|
| 聴診部位 | 膝窩動脈 | 後脛骨動脈／足背動脈 |
| 注意点 | 体位は仰臥位でも腹臥位でも可 | 後脛骨動脈での聴診が望ましい |

### b. 観血的血圧モニタリング；直接法

#### ◆一般的な名称
・動脈圧（arterial blood pressure；ABP）

#### ◆目的
血圧の連続的監視が必要な場合や，著しい低血圧やショックなどにより，非観血的血圧測定法では測定困難な状況が予測される場合の循環動態評価．

#### ◆観血的血圧モニタリングの構成（図2-7）
① ヘパリン加生理食塩水で満たされた輸液ルートの部
・ヘパリン加生理食塩水（フラッシュ溶液）＝生理食塩水500mLにヘパリン1,000〜2,000単位を注入したもの
・加圧バッグ＝ヘパリン加生理食塩水を加圧バッグに装着し，300mmHgの加圧によって約2mL/hrのフラッシュ溶液を持続的にカテーテルの先端から流出させ，凝血によるカテーテルの閉塞を防ぐ
② 圧力トランスデューサーの部
・圧力トランスデューサー＝カテーテルから延長チューブで導かれた血管内の圧を電気信

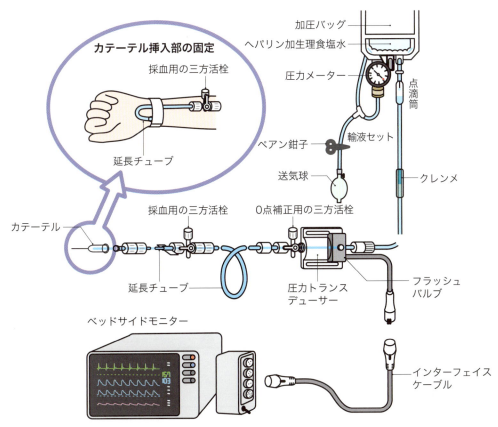

図2-7　観血的血圧モニタリングの構成

号に変換する装置．インターフェイスケーブルを介して，モニターへ接続する．
- ゼロ調整＝圧力トランスデューサーを右心房の位置に合わせ，付属している三方活栓を延長チューブ側に回転させて大気開放する．すなわち，大気圧で圧力トランスデューサーの出力電圧が，ゼロボルトになるように，0点補正を行う．
- フラッシュバルブ＝つまむと，フラッシュ溶液を急速に流出させることができる．

③ベッドサイドモニターの部
- モニター上に波形を映し出し，動脈圧および動脈圧波形を観察する．

### ▶注意点
①測定値が不正確になるため，次のことに注意する．
- カテーテルなどモニタリングラインに空気を混入させない．
- 圧力トランスデューサーを右心房の位置に合わせる．圧力トランスデューサーと右心房の高さに差があると，その差の分だけ水柱圧が余分にかかることになる．

②血行障害や感染などの合併症に注意する．

③観血的血圧測定値と非観血的血圧測定値とに大きな差がないか比較し，差が大きい場合はその原因を考える．通常，測定値の一致度は±8mmHg程度である．

④モニター上の数値は動脈圧波形から算出されたものなので，最初に波形が正しいかどうかを判断し，その後に心拍数や血圧値をみるようにする．

### ▶波形からわかること

動脈圧波形から，収縮期血圧と拡張期血圧がわかる（図2-8）．また，平均血圧や脈拍数を算出することができる．左心室の収縮によって圧波形が上昇し，収縮終了時に下降するが，大動脈弁が閉じるときには波形が上向きとなって，小さな切痕（重拍切痕 dicroticnotch）を生じる．

脈圧（収縮期血圧と拡張期血圧の差）の変化は，心収縮力・循環血流量・末梢血管抵抗などの変化を示し，循環管理のよい指標となる．

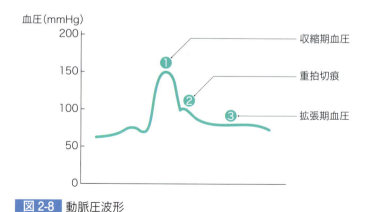

図2-8 動脈圧波形

### 動脈圧における観血的血圧測定値と非観血的血圧測定値の一般的な関係

収縮期血圧＝観血的血圧測定＞非観血的血圧測定（逆の結果を示す研究もある）
拡張期血圧＝観血的血圧測定＜非観血的血圧測定
測定値の一致度＝±8mmHg程度

＊観血的血圧測定では，血管内にカテーテルや針といった異物が挿入されています．非観血的血圧測定では，動脈を周辺組織と一緒に圧迫するので，圧迫によって動脈を中心とした不自然な反応が起きています．したがって，両方の値を単純に比較できないことを念頭に置くべきです．

## Q&A

**Q1** 患者さんが手術から戻ってみると，いつもは橈骨動脈にある動脈圧ラインが足背動脈に挿入されていました．モニター時の注意点や測定値は橈骨動脈のときと同様ですか？ そのとき，血圧はどこで測定したらいいですか？

**A1** モニター時の注意点は同様です．

ゼロ調整を行うときは，橈骨動脈のときと同様に圧力トランスデューサーを右心房の位置に合わせ，測定部位の足背と右心房の高さを合わせるのを忘れないようにしましょう．測定値は，末梢で得た値ほど収縮期血圧が上昇（橈骨動脈＜足背動脈）し，拡張期血圧は低く（橈骨動脈＞足背動脈）なります．

血圧測定は，動脈圧測定部位が変わっても，通常，患者の血圧測定を行う部位で実施した方が術前血圧との比較が可能でよいでしょう．

ただし，動脈圧値と血圧値の比較が必要なときは，動脈圧ライン挿入部と同じ部位（今回の場合は下肢）での血圧測定を行って比較してください．

**Q2** モニターとモニタリングはちがうの？

**A2** モニター（monitor）とは「監視装置」という機器のことですが，モニターする，すなわち「機器によって監視する」という意味もあります．モニタリング（monitoring）とは「機器による監視」「モニターする行為」のことをいいます．

## B 中心静脈圧（central venous pressure；CVP）モニター

### 目的

上大静脈および下大静脈の静脈の推定に用いられる圧力を観血的に測定することで，右心系の心機能を評価する．また，循環血液量を推定する．

### 基準値

4～10 mmHg，連続的に測定した値の変化に意義がある．

### 方法

・右内頸静脈（左側は胸管損傷を生じる危険性がある）または鎖骨下静脈を穿刺し，カテーテルの先端を大静脈（上大静脈または下大静脈）まで約20～30cm挿入して，血液の逆流を確認後，針糸で固定し被覆する．

・カテーテルを三方活栓と延長チューブを介して，圧力トランスデューサーに接続して持続測定する．

### 注意点

①水柱（cmH$_2$O）による静脈圧測定は，時間を要することや，電気的な数値表示ができないなどの点から術中には用いられない．

②圧力トランスデューサーを仰臥位では中腋窩線の位置に固定し（CVPの0点を右心房の位置にする），正確な値を測定する．

③出血時の生体反応で交感神経が興奮し末梢の血管収縮を生じることによって，出血の初期にはCVPが変化しない場合がある（約500mLの出血で1～2mmHgの低下か不変）．

④次のような合併症を生じる可能性がある．

  ・穿刺時：動脈誤穿刺，神経損傷，空気塞栓，不整脈，気胸など

  ・留置時：血栓，感染など

### CVP波形からわかること

CVPの波形には図2-9に示したような意味がある．例えば，心房細動の場合は心房収縮不十分のためa波が不明確になる．また，三尖弁狭窄・右心室肥大・肺動脈狭窄などのような右心房流出路障害の場合は，a波が高くなる．

## （2）パルスオキシメーター（pulse oximeter）

### 目的

経皮的に動脈血酸素飽和度（SpO$_2$，エスピーオーツー）を持続的に測定する機器であり，サチュレーションモニター（saturation，飽和あるいは飽和度という意味）ともよばれる．酸素化能や呼吸状態の急激な変化を早期に発見するために使用する．健常人では95～100％が基準値であるが，高齢になると低下する傾向にある．

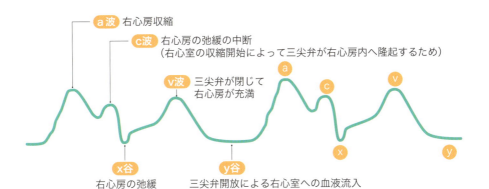

**図2-9** CVP波形

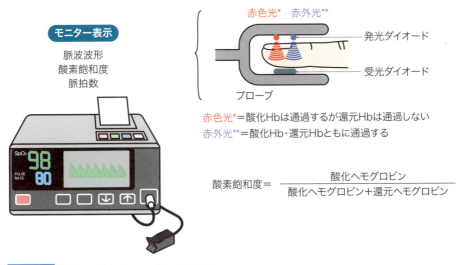

**図2-10** パルスオキシメーターの原理

### ➡方法

プローブ（センサー）を測定部位に装着して値を読み取る（図2-10）．測定部位は耳介または爪床で，それぞれに専用のプローブがあるが，爪床のプローブは耳介にも使用できる．

### ➡注意点

①酸素飽和度の測定には脈圧が必要なため，出血性ショックで末梢血管が収縮している場合など，循環不全を生じているときには測定部位の脈動がとらえにくく，測定値に誤差が出やすくなる．

②測定原理上重要なのは，吸光性すなわち光の吸収差である（図2-11）．ゆえに，吸光性に影響する皮膚の汚れやマニキュア（特にブルーのマニキュア）を取り除いて測定する．

③パルスオキシメーターは，非観血的に動脈血酸素飽和度を測定したものであり，動脈血を採取して測定した$SaO_2$ではないので，$SpO_2$と表記する．

### ◆パルスオキシメーターからわかること

$SpO_2$と$SaO_2$の一致度は高く，生体への侵襲がない状態で安定した測定値を得ることができる．

酸素解離曲線（図2-12）から理解できるように$SaO_2 = 98〜100\%$のときは，動脈血酸素分圧（$PaO_2$）= 100Torrである．しかし$SaO_2 = 90\%$のときは，$PaO_2 = 60$Torrまで低下してしまうので注意を要する．

全身麻酔中の呼吸管理では$PaO_2$を100Torr以上に維持するので，$SpO_2 = 98〜100\%$でなければならない（※1Torr = 1mmHg）．

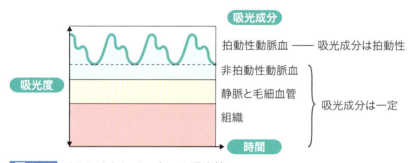

図2-11 パルスオキシメーターの吸光性

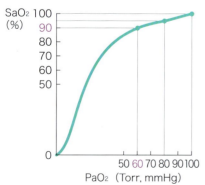

図2-12 酸素解離曲線

＊酸素解離曲線とは，動脈血中に溶解している酸素の分圧に対して，どれくらいの血中ヘモグロビンが酸素と結合（酸素飽和度＝Hb酸素飽和度）しているかを示した曲線である．
酸素分圧が60〜100 Torrのときに比較して，60 Torr以下では，血中ヘモグロビンの酸素結合量が急激に減少することが理解できる．

低酸素血症は，$PaO_2 < 60$Torr
$SaO_2 < 90\%$

### 中心静脈圧の圧力トランスデューサーによる測定値と，水柱による測定値との関係

〔基準値〕

圧力トランスデューサー：1～10mmHg
水柱：2～12cmH₂O

〔単位〕

- mmHg（ミリメートルマーキュリー，あるいはミリメートル水銀柱と読みます）
 Hg は「水銀」の化学記号であり，mmHg は水銀柱の高さによって圧力を示します．しかし，実際に測定する場合は，水柱と異なり液体（この場合は水銀）の入った柱（チューブ）は使いません．圧力トランスデューサーは圧変換器ともいい，水銀柱を立てて測る圧力を変換器で変換しているため，柱を立てなくても測定できるのです．水銀柱がみたい人は，水銀血圧計のマノメーター（圧力計）をみてください．

- cmH₂O（センチメートルウォーター，あるいはセンチメートル水柱と読みます）
 H₂O は「水」の化学記号です．ですから，cmH₂O は中心静脈内の圧力を水柱の高さによって表すときの単位です．H₂O の代わりに Aq が使用される場合もありますが，Aq は Aqua（アクア：ラテン語）の略で，意味は H₂O に同じく「水」です．

- mmHg と cmH₂O の関係

単位の基本：m（ミリ）＝ 1000 分の 1，c（センチ）＝ 100 分の 1
圧力の単位の基本：1mmHg ≒ 13.6mmH₂O（mmAq）

 ∴ 1mmHg ＝ 13.6mmH₂O ＝ 1.36cmH₂O

 水柱で測った値を cmH₂O で示し，圧力トランスデューサーで測った値を mmHg で示した場合，圧力トランスデューサーの測定値は水柱測定値の約 1.36 倍になります．

〔練習問題〕

1) CVP5mmHg は，何 cmH₂O ？　　　答え：6.8cmH₂O
2) CVP5mmHg は，何 mmH₂O ？　　　答え：68mmH₂O

注意：「ミリ」と「センチ」，「Hg」と「H₂O」を取り違えないように

### (3) 体温モニター

手術を受ける患者の体温は，表 2-3 に示したように筋弛緩薬・麻酔薬・鎮痛薬などの影響や，術野からの水分蒸発などによって通常の体温調節機能が作動せず，低体温を生じやすい．また非常にまれではあるが，吸入麻酔薬や筋弛緩薬によってカルシウム代謝異常を生じる遺伝性疾患の悪性高熱症（malignant hyperthermia；MH）を起こすケースもある．ゆえに，術中は継続的な体温モニターが必要である．

◆目的
①体温の変化から，感染症や恒常性の異常を早期に発見する．
②血行動態や末梢循環動態を把握する．

◆方法
術中の体温は，膀胱温（図 2-13）や直腸温でモニターすることが多いが，食道温や鼓膜温を用いることもある．表 2-4 に各部位での体温測定の特徴を示した．

表 2-3 手術を受ける患者の体温調節機能

| 体温調節機能 | 手術患者の体温調節機能の変化 |
| --- | --- |
| 熱産生<br>（筋収縮や内臓代謝） | ・筋弛緩薬や麻酔薬により筋肉の震えによる熱産生が不可能<br>・鎮痛薬や麻酔薬による肝臓や脳における代謝の低下 |
| 熱放出<br>（血管拡張や発汗，蒸発・放散・伝導・対流による熱喪失） | ・低温度で低湿度の吸入ガスの蒸発による熱の喪失<br>・術野からの水分蒸発による熱の喪失<br>・周辺の物体への熱放散<br>・手術台など接触物体への熱伝導<br>・空気調節の対流による熱の喪失 |
| 熱制御<br>（間脳の視床下部に存在する体温中枢） | ・麻酔薬によって体温中枢での調節が不可能 |

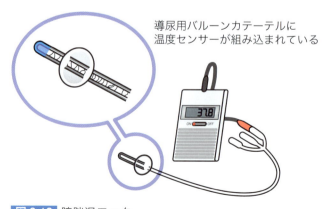

図 2-13 膀胱温モニター

**表2-4** 部位別の体温測定の特徴

| 測定部位 | 方法 | 長所 | 短所 |
|---|---|---|---|
| 膀胱温 | 膀胱頸部にバルーンを固定して測定 | ・血液温・直腸温と高い相関<br>・体温管理と導尿が同時に可能 | ・尿量に影響される |
| 直腸温 | 直腸内に電子体温計（サーミスター）コードを挿入し，そのコードを大腿部に絆創膏で固定して測定 | ・簡便 | ・便意を促すことがある<br>・違和感がある |
| 食道温 | 食道下部 1/3～1/4 に電子体温計（サーミスター）コードを挿入して測定 | ・大動脈血温（心温）を反映する | ・食道上・中部での測定は気管内温度に影響される |

## （4）その他のモニタリング

### A 肺動脈圧（pulmonary arterial pressure；PAP）・肺動脈楔入圧（pulmonary capillary wedge pressure；PCWP）モニタリング

開胸手術時や術前に心機能低下がみられた患者には，肺動脈圧カテーテル（あるいはスワン - ガンツ（Swan-Ganz）カテーテルという）を挿入して肺動脈圧や心拍出量などを測定する．

### B 呼気終末二酸化炭素モニタリング（カプノメーター）

適正換気の指標を得る目的で，呼気終末二酸化炭素分圧（pressure endtidal$CO_2$；$PETCO_2$）や，終末呼気炭酸ガス濃度（$ETCO_2$）などを，赤外線炭酸ガス分析装置によって測定する．これによって動脈血液ガス分析の頻度を減少できる．

### C 麻酔ガスモニタリング

亜酸化窒素（笑気），イソフルラン，セボフルランなどの濃度を，麻酔ガス濃度計で測定する．例えば，酸素33％，亜酸化窒素65％，セボフルラン2％などの割合で使用するが，近年は亜酸化窒素を用いない麻酔法が多い．

### D 筋弛緩モニタリング

神経刺激装置によって尺骨神経や顔面神経などに電気刺激を与え，筋収縮の度合いにより筋弛緩状態を定量する．

## ❸ 継続的観察法による全身状態の管理

　今まで述べてきたように，機器によるモニタリングによって，医師や看護師は重要な情報を得ることができる．これらを従来からある観察法，すなわち観察者の五感を活用する方法と併用することによって，さらに正確な情報を得ることができ，総合的評価を確かなものにできる．表2-5に五感を活用した観察法の視点を明記した．これらによって術中患者の生命を維持し，異常時には直ちに適切な対処を行うことが重要である．

**表2-5** 観察者による主な継続的観察項目

| | | |
|---|---|---|
| 循環系 | ・脈　拍 | 徐脈，頻脈，不整脈 |
| | ・心　音 | 心拍出量，心拍出力，弁の異常 |
| | ・皮膚，粘膜，結膜，爪 | チアノーゼ，浮腫，血腫，貧血，冷感，発汗 |
| 呼吸系 | ・呼吸音 | 肺胞換気状態，気道の貯留物・狭窄・閉塞 |
| | ・呼吸に伴う胸郭・腹壁運動 | 左右の胸郭運動，奇異呼吸，呼吸数とリズム |
| 神経-筋系 | ・眼球，瞳孔 | 麻酔深度，脳神経 |
| | ・動　作 | 麻酔深度，筋弛緩，苦痛 |
| その他 | ・尿　量 | 乏尿，腎不全 |
| | ・出血量 | 手術侵襲，ショック |

---

### ▶ ガウンテクニックの動画QRコード

　ガウンテクニックとは，患者や医療者の感染防止のために身につけるガウンの適切な着用方法です．ガウンテクニックにはオープン法とクローズド法の2種類の方法があり，どちらの方法でガウンを着用する場合でも，清潔者と介助者が清潔領域を理解し，手順に沿って行わなければなりません．オープン法とクローズド法の手順やポイントを動画で確認し，手術室におけるガウンテクニック（滅菌ガウン・滅菌手袋の着用）を身につけましょう．

（動画コンテンツの視聴につきましては，詳しくは本書最終頁をご覧ください）

## 2 麻酔導入時の看護

**OBJECTIVES**

1. 全身麻酔法の種類・特徴・主な薬剤を理解する
2. 気道の形態，気管内挿管に用いられる主な器具，および気管内挿管の方法を理解する
3. 全身麻酔導入時の看護の要点を理解し，高齢者の特徴をふまえた看護を計画できる
4. 局所麻酔法の種類と特徴を理解する
5. 脊椎麻酔と硬膜外麻酔時の合併症と看護の要点を理解する

## ❶ 麻酔とは

　麻酔は手術侵襲から患者を守るための処置である．しかし，麻酔という行為自体は一時的に生命を脅かす処置であることを自覚して，麻酔科医とともに協働して看護にあたることが大切である．特に，麻酔によって意識のない患者の代弁者として，密な観察が求められる．

### ➡麻酔とは
①神経活動を止める（中枢神経→意識消失，末梢神経→知覚・運動麻痺）
②呼吸を止める
③血圧と脈拍を調節（低血圧，高血圧，徐脈，頻脈）する

### ➡麻酔（Anesthesia）の3A
①健忘 Amnesia
②無痛 Analgesia
③不動 Akinesia

### (1) 吸入麻酔（inhalation anesthesia）

　吸入麻酔薬を吸入することによって，肺胞毛細血管内から血液中に麻酔薬が溶解し，脂肪や筋肉などの組織に取り込まれながら，中枢神経（脳組織）に達するものである．麻酔薬は特に脂肪組織に多く取り込まれるので，肥満患者の吸入麻酔の導入や覚醒には時間を要するということを理解しておく必要がある．

　最も一般的に実施されているのは，気管内に挿管した気管内チューブを使用する方法である（図2-14）．手術が短時間の場合は，マスク使用で実施することもある．

#### Ａ 主な吸入麻酔薬
a. ガス麻酔薬
沸点が低く常温下で気体のもの

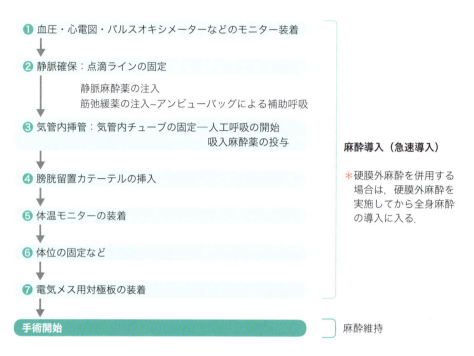

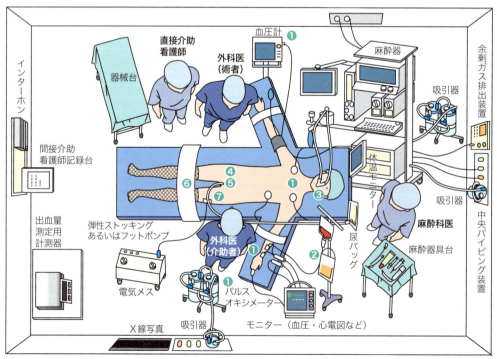

**図 2-14** 全身麻酔（吸入麻酔：inhalation anesthesia）時の手術までの流れ

・亜酸化窒素（笑気）（$N_2O$）nitrous oxide
　→鎮痛作用がある．筋弛緩作用はない．他の揮発性麻酔薬と併用して用いる．

### b. 揮発性麻酔薬

沸点が常温より高く，液体を気化させて使用するもの

・セボフルレン（セボフルラン sevoflurane）
　→セボフレン®：鎮痛作用とイソフルレンよりも強い筋弛緩作用がある．麻酔導入・覚醒が速く，気道刺激が少ない．気管支拡張作用がある．腎毒性や肝障害の危険性は少ない．
・デスフルラン（desflurane）
　→スープレン®：血液／ガス分配係数がセボフルレンより小さいため，セボフルレンより麻酔導入・覚醒が速い．気道刺激性が強い．
・イソフルレン（イソフルラン isoflurane）
　→フォーレン®＊：強い鎮痛作用と筋弛緩作用がある．頻脈・血圧低下を生じやすいが，腎毒性や肝障害の危険性は少ない．

＊® ＝登録商標（registered trademark）

## B 主な筋弛緩薬（muscle relaxant）

　筋弛緩薬は，全身麻酔で手術を行う際に使用されるだけでなく，ICU などにおける人工呼吸管理時や気管内挿管時にも使用される．

### ◆全身麻酔（吸入麻酔）法で手術を受ける患者への筋弛緩薬使用の目的

・骨格筋の緊張を除去し，開口を容易にして声門を開き，挿管しやすくする．
・挿管に伴うバッキング（痙攣性の咳嗽運動）を防止する．
・人為的に無呼吸状態にし，調節的人工呼吸を行う．
・腹部手術時の腹筋の緊張を除去し，手術操作を容易にする．

### ◆筋弛緩薬の種類と特徴

　非脱分極性の筋弛緩薬；末梢の神経筋接合部のアセチルコリンレセプターに結合し，神経伝達物質であるアセチルコリンの作用を阻止することによって，筋弛緩効果を発現するもの．拮抗薬は抗コリンエステラーゼ薬のネオスチグミン（ワゴスチグミン®）である．

・ロクロニウム（rocuronium）
　→エスラックス®：作用発現時間は 1 ～ 1.5 分で，筋弛緩持続効果は約 30 分．肝臓からの排泄が 7 割，腎臓からの排泄が 3 割あるため，肝機能障害や腎機能障害のある患者は作用が遅延する．
・ベクロニューム（vecuronium）
　→マスキュラックス®：作用発現時間は 2 ～ 3 分で，筋弛緩持続効果は 20 ～ 30 分．肝臓から排泄されるため，肝機能障害のある患者は作用が遅延する．

・パンクロニューム（pancuronium）

　→ミオブロック®：作用発現時間は5～6分で，筋弛緩持続効果は40～60分．頻脈に注意する．腎臓から排泄されるため，腎機能障害のある患者は作用が遅延する．

脱分極性の筋弛緩薬；末梢の神経筋接合部のアセチルコリンレセプターに結合し，一過性の脱分極状態を持続させることによって，神経筋接合部を遮断するもの．拮抗薬はない．

・スキサメトニウム（suxamethonium）

　→サクシン®，レラキシン®：作用発現時間は1～2分で，筋弛緩持続効果は5～15分．術後の筋肉痛，血清カリウム値の上昇，徐脈などを生じやすい．線維束性痙攣が体幹から足の指先にまでくると，挿管が可能な状態となる．

### ◆筋弛緩薬使用時の注意点

①筋弛緩薬によって呼吸筋が抑制され呼吸停止を生じるため，必ず意識を消失させた状態で使用する．また，気道確保の準備を整えておく．

②筋弛緩薬の効果判定を確実に行う．特に，挿管時・抜管時・抜管後にチェックする．

　　筋弛緩薬の効果消失の判定；・自力で5秒間以上の頭部挙上が可能
　　　　　　　　　　　　　　　　・開眼，舌突出，深呼吸が可能
　　　　　　　　　　　　　　　　・握力の回復

## (2) 静脈麻酔（intravenous anesthesia）

静脈投与によって麻酔薬が血中から中枢神経に達するものである．吸入麻酔の導入や補助として使用されることが多い．

### ◆主な静脈麻酔薬

〔血中濃度が急激に上昇し，急激に低下するもの〕

・チオペンタール（thiopental）

　→イソゾール®，ラボナール®：麻酔導入・鎮静・催眠に使用する．鎮痛・筋弛緩作用はない．喘息患者への使用は禁忌．抗痙攣薬としても使用される．

・プロポフォール（propofol）

　→ディプリバン®：麻酔導入・喘息患者・持続投与時に使用する．鎮痛・筋弛緩作用はない．血圧低下に注意する．

〔血中濃度が中程度に上昇し，麻酔レベル以上を一定時間維持するもの〕

・ケタミン（ketamine）

　→ケタラール®：短時間の手術時に単独で使用される．鎮痛作用があり体表痛に有効であるが，内臓痛には無効である．筋弛緩作用はない．頭蓋内圧・眼圧の上昇に注意する．

・フェンタニル（fentanyl）

　→フェンタネスト®：麻薬であり，強い鎮痛作用がある．筋弛緩作用はない．

・レミフェンタニル（remifentanyl）

　→アルチバ®：超短時間作動性の麻薬であり，強力な鎮痛作用がある．現在はほとんどの手術で使用されている．

## (3) ニューロレプト麻酔 (neurolept anesthesia ; NLA)

　静脈麻酔の一種であるが，同時に酸素と亜酸化窒素（笑気）を吸入させることによって意識を消失させるものである．これは，調節（バランス）麻酔（balanced anesthesia）*ともいわれる全身麻酔法である．ニューロレプト・アナルゲシア麻酔**（neurolept analgesia ; NLA）と同じ略語なので，注意を要する．

> ＊調節（バランス）麻酔；いくつかの薬剤を用いて全身麻酔状態をつくりだす方法
> ＊＊ニューロレプト・アナルゲシア麻酔とは，神経遮断薬（neuroleptics）と麻薬性鎮痛薬（analgesics）を静脈内投与することによって，無痛・不安除去・周囲に対する無関心・呼びかけに応答する程度の意識を有する状態をつくるものである．意識を有するため，患者の協力を得たり反応を確認したりしながら手術を進めることができる．この麻酔は意識があるので全身麻酔法ではないことに注意する．この状態で吸入麻酔を併用し，意識消失させたものが，ニューロレプト麻酔である．

## (4) 完全静脈麻酔 (total intravenous anesthesia ; TIVA)

　静脈麻酔薬に筋弛緩薬を併用して用いるが，この際すべての薬剤を静脈投与し，酸素や空気を吸入することによって換気を行う麻酔法である．麻酔ガスを用いないので，腎臓や肝臓への障害や手術室内の汚染もない．

　麻酔深度の調節困難という短所があるが，最近は脳波モニターによる麻酔深度のモニタリング（図 2-15）が可能になり，また高精度の持続注入ポンプの使用により薬剤調節が容易になってきている．

# ② 全身麻酔導入時の看護

　麻酔導入とは，反射消失・血圧安定・瞳孔縮小・筋弛緩などを呈する外科麻酔期，すなわち適正麻酔といわれるⅢ期の 1 ～ 3 相までの導入のことである（PLUS ONE「麻酔深度の判定と BIS モニター」参照）．

　最初に患者の酸素化・脱窒素を行う．これは通常，6L/ 分の酸素を酸素マスクで投与することによって，患者の身体を高濃度の酸素分圧にし，窒素を排出しておくものである．気管内挿管時などに無呼吸を生じても，低酸素血症に陥らないようにするために行う．

## (1) 全身麻酔導入の種類

### 🅐 急速導入

　迅速導入ともいう．短時間で作用する静脈麻酔薬と筋弛緩薬を用いて迅速に麻酔導入し，気管内挿管を行う．⇒静脈経路から麻酔薬を投与

　（例）静脈麻酔薬のチオペンタール（イソゾール ®）を 5mg/kg で投与し，筋弛緩薬のベクロニューム（マスキュラックス ®）を 0.1mg/kg で静脈投与して，気管内挿管を行う．

### 🅑 緩徐導入

　吸入麻酔薬を使用して徐々に麻酔導入するもの．静脈確保の困難な小児などに用いられる．
　→呼吸経路から麻酔薬を投与

### 麻酔深度の判定と BIS モニター

　最近の全身麻酔法は，一種類の薬剤ではなく，いくつかの薬剤を用いる調節麻酔（バランス麻酔）の方法を取り入れているので，麻酔深度の判定を臨床症状に基づいて行うことが難しくなってきています．一応の目安として現在も用いられている「エーテル麻酔の深度に基づいたⅠ～Ⅳ期の特徴」を表 2-6 に示しました．ただし筋弛緩薬を用いた場合，呼吸系の症状は判定に使用できません．

　BIS モニター（図 2-15）とは，麻酔深度を表示するものです．脳波や心拍数のゆらぎを解析し，100（覚醒）～0 までの BIS 値で催眠レベルをスコア化しています．図の位置にしっかりと貼付して用います．70 以下～60 は軽度の催眠状態，60 以下～40 は適度～深い催眠状態（無意識）を示します．手術中の適正な BIS 値は麻酔科医の判断によりますが，通常は 50 前後です．

表 2-6　エーテル麻酔の深度に基づいたⅠ～Ⅳ期の特徴

| 臨床症状 | 浅麻酔<br>（Ⅰ～Ⅱ期） | 適正麻酔<br>（Ⅲ期 1～3 相） | 深麻酔<br>（Ⅲ期 4 相，Ⅳ期） |
|---|---|---|---|
| 循環系 | 血圧上昇，頻脈 | 血圧安定 | 血圧低下，徐脈 |
| 呼吸系 | 不規則呼吸，咽頭痙攣 | 規則的呼吸 | 横隔膜呼吸，自発呼吸停止 |
| 中枢神経系 | 瞳孔やや拡大 | 瞳孔縮小 | 瞳孔拡大 |

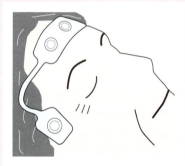
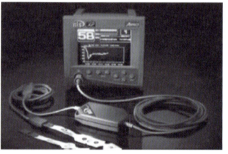

図 2-15　BIS モニター

#### （2）経口的気管内挿管時の看護

　経口的気管内挿管は，最も一般的な方法である．麻酔科医によって実施されるので，看護師はその介助を行いながら患者の全身状態の観察を行う．

　なお，開口障害患者や口腔の手術操作が必要な患者の場合などには，経鼻的に気管チューブを挿入する経鼻的気管内挿管（経鼻挿管）が実施される．

### ◆気道（respiratory tract）の形態と気管チューブの選択

　成人の気道の長さは，門歯から気管分岐部（第5胸椎の高さ）までが28〜32cmであり，その太さは直径13〜23mmである（図2-16）．気管チューブは気管分岐部の手前で固定するので，そのサイズは通常，男女とも長さが23〜26cm，太さが女性は7〜8mm，男性は太さが8〜9mmのものを選択する（図2-17）．奥深く挿入すると気管分岐角度の違いから，気管チューブは右気管支に入りやすい．

　成人では通常，カフ付き気管チューブを使用し，5〜6mLの空気で固定する．カフの圧迫による気管粘膜の損傷に注意する必要があり，長時間の手術の場合は，低圧カフの気管チューブを使用する．

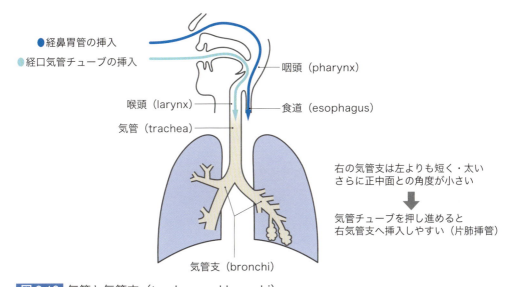

図2-16 気管と気管支（trachea and bronchi）

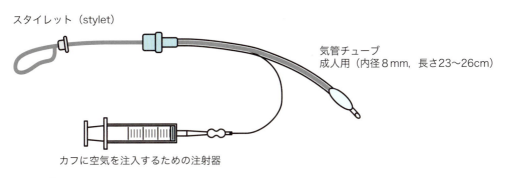

図2-17 気管チューブ（endotracheal tube）

### 気道確保の方法（一次救命，二次救命）

　筋弛緩薬によって呼吸が停止したら，下顎挙上・頭部後屈によって気道を確保します．次に第3～5指で下顎挙上を保持し，第1～2指でマスクを押さえて麻酔器による換気を行います（図2-18）．この方法は麻酔導入時だけでなく，二次救命時の気道確保も同様です．

　一次救命であれば，下顎挙上・頭部後屈によって気道を確保し，マウス・ツー・マウスで人工呼吸を行います．

　舌根は下顎に付着しているので，下顎を挙上することによって舌根も同時に持ち上がり，気道が大きく開いて気道の確保ができます．このとき，後頸部に小枕を挿入し頭部後屈をとるとよいでしょう．

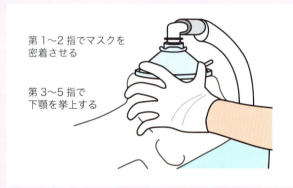

図2-18 下顎の挙上とマスクの密着

### ◆気管挿管（endotracheal intubation）の方法

　気管挿管は，「無痛・意識の消失・筋弛緩」という全身麻酔の状態で行われる．気管内挿管に用いられる主な器具を図2-19に示した．

①口腔内に義歯や異物がないことを確認し，必要時吸引する．
②使用する器機の点検と準備を行う．
・喉頭鏡を組み立て，点灯の確認を行う．
・気管チューブのサイズを確認し，カフに空気を入れてカフ漏れの有無を確認する．
・スタイレットを曲げて気管チューブに挿入する（スタイレットがチューブの先から出ないよう先端手前2cmくらいになるように気管チューブ内腔に挿入する）．
・気管チューブにキシロカイン®ゼリーまたはスプレーをつける．
③医師は開口し，開口を保持する．
④喉頭鏡を医師の左手に渡す．また気管チューブは右手に渡す．
⑤医師は，喉頭鏡を喉頭蓋の根元まで入れ，前方に引いて声門（気管の入口）を確認する．
　気管チューブのカフが声門を通過するところまでチューブの挿入を進め，医師の指示を

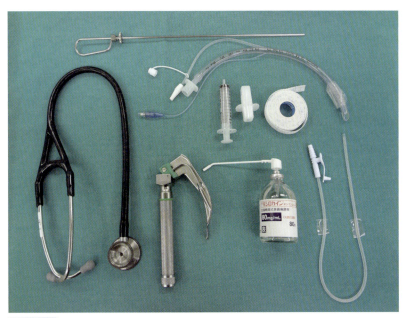

図 2-19 気管挿管に必要な主な物品

待って気管チューブが抜けないようチューブを押さえながらスタイレットを抜去する.
⑥医師が喉頭鏡を抜去し,気管チューブの位置(深さ)を確認する.
⑦医師が気管チューブと麻酔器を接続する.胸郭と腹部の動きを確認する.
⑧カフに空気を注入する.
⑨両肺が同じように換気されていることを,胸郭の動きと肺野の聴診で確認する.
⑩気管チューブを固定する.

### 気管挿管時の患者の観察

看護師は麻酔科医の介助を実施しながら,五感を用いた患者の全身状態の観察(p.22参照)と,血圧や心電図などのモニタリングを行う必要がある.特に,麻酔科医が挿管の操作に意識を集中させているときは,看護師による患者やモニター類の観察が重要となる.意識,胸郭運動,血圧,脈拍,パルスオキシメーターによる動脈血酸素飽和度などに注意する.

また,次のような気管内挿管時の合併症に注意する.

- 歯牙や口腔内,咽頭・喉頭などの損傷
- 口唇裂傷
- 声門や気管支の痙攣
- 食道内挿管
- 片肺挿管　など

## (3) 全身麻酔導入時の看護の要点

手術室入室から麻酔導入までの患者の緊張や不安は，最も大きいものであろう．第2章の入室時の患者の不安緩和に対する看護（p.9）でも述べたように，1つ1つの行為に対する事前説明や，スキンシップケアによる不安緩和がこの時期の最も重要な看護である．

また，麻酔薬や筋弛緩薬の影響，気管内挿管の影響などによって，バイタルサインの変動が大きな時期であり，麻酔科医とともに看護師も視診・触診・聴診などによる患者の全身状態の観察や，モニター類の観察を行って異常の早期発見に努めなければならない．

麻酔導入時の循環器系合併症には，次のようなものがある．

- 高血圧，低血圧
- 頻脈，不整脈，徐脈
- 心筋梗塞　など

### 〔高齢患者の入室から手術開始までの看護〕

#### ➡入室から麻酔導入までの看護

- 高齢患者は筋力低下や感覚機能低下（視力低下，聴力低下），反射機能低下などがあるので，ゆっくり移動できるように援助し，焦ることのないように配慮する．また，**高音域が聞き取りにくい高齢患者が多いので，できるだけ低い声で話す**ように心がける．
- **高齢患者は成人患者よりも体温調節機能が低下している**ため，手術室入室前から室温調整に努め，入室後は掛物での保温に努めて，体温の維持を図る．
- 手術患者は全員絶飲食の状態で入室する．高齢患者の場合は特に，脱水を起こしやすいため，**脱水症状（舌や皮膚の乾燥，皮膚弾力性の低下，頻脈，起立時低血圧等）の観察**に努めながら，輸液が確実に行われるよう点滴挿入部のもれがないか，点滴回路にトラブルがないかを確認する．

#### ➡麻酔導入時の看護

- 術前訪問でも確認しているが，再度，義歯の外し忘れはないか，歯の損傷やぐらつきがないかなど，麻酔科医とともに注意して確認する．もし，歯のぐらつきがあった場合には，ぐらつき度を確認のうえ，喉頭鏡や挿管チューブが当たらないよう注意する必要がある．例えば，糸でぐらつきのある歯を固定し，歯が脱落した際の誤嚥防止の対処を行う．
  なお，抜管時にも，挿管チューブがあたっていないか，抜歯していないかを十分に確認する．
- 高齢者は総義歯の人が多い．総義歯を外すと頬部がくぼみ，マスク換気の際に空気がもれてしまうことがある．そのため，あらかじめ濡れガーゼを準備し，マスク換気する際は，口腔内の頬部にガーゼを挿入して空気のもれを防ぐ必要がある．
- 高齢者に多い円背（猫背）や仙骨部・臀部などの骨突出がないかを確認する．円背のある高齢患者には，背部下にクッションやマットなどを挿入し，安楽な姿勢を保持する．特に麻酔導入時は，換気が十分行える仰臥位を確保しなければならないため，安楽に臥床できるようにしっかりと補正する必要がある．

また，術中も円背により，骨突出部が圧迫され褥瘡となることがあるので，注意して患者の可動域に合わせた良肢位を確保する．

筋や関節拘縮のある高齢患者の場合も，同様に，無理な伸展は行わずクッションなどを用いて，良肢位を確保する．

## ❸ 局所麻酔法（regional anesthesia）の種類と特徴

局所麻酔法とは，刺激の伝導を遮断するために局所麻酔薬を末梢神経線維に作用させるものであり，意識の消失を伴わないで局所の痛覚を取り除くことができる（表2-7）．呼吸・循環・代謝などに及ぼす影響は，全身麻酔よりも軽度である．また，患者の協力を得ることもできる．

### （1）脊髄くも膜下麻酔法（spinal anesthesia）

（第1巻，PLUS ONE「硬膜外麻酔と腰椎麻酔（脊椎麻酔）の基礎知識」参照）

#### ▶穿刺部位と体位

脊髄は第2腰椎上縁で終わる．ゆえに脊髄神経の損傷を防ぐために，第4腰椎以下で穿刺することが多い．左右の腸骨稜を結んだヤコビー線（第4腰椎に相当する）を目安にする．

穿刺時は，脊柱を屈曲させて十分に棘突起間を広げる体位をとることが必要である．患者に側臥位をとらせ，屈曲した両膝を抱くようにしながら臍をのぞき込むという，エビのような体位にする．

看護師は患者の腹側に立ち，肩と腰部を支えることによって体位を固定し，スムーズな穿

**表2-7** 局所麻酔法（regional anesthesia）の種類と特徴

| 麻酔法 | 特徴 |
|---|---|
| 脊髄くも膜下麻酔<br>spinal anesthesia | ・くも膜下腔に局所麻酔薬を注入し，脊髄の前根と後根を遮断することによって，知覚，運動，交感神経を麻痺させるもの<br>・腹部以下の手術に用いられる |
| 硬膜外麻酔<br>epidural anesthesia | ・硬膜外腔に局所麻酔薬を注入し，脊髄の前根と後根を遮断することによって知覚，運動，交感神経を麻痺させるもの<br>・胸部，上腹部，下腹部の手術に用いられる<br>・術後の鎮痛目的としても用いられる |
| サドルブロック<br>saddle block | ・脊髄くも膜下麻酔の一種である<br>・麻酔領域が仙髄神経の範囲に限局するものであり，痔疾患の手術などに用いられる |
| 浸潤麻酔<br>infiltration anesthesia | ・手術部位に直接（あるいは手術部位の周辺）に注射をし，その部位の痛覚を取り除く<br>・腫瘍切開など，外来での小手術に用いられる |
| 表面麻酔<br>surface anesthesia | ・リドカイン（キシロカイン®）のゼリーやスプレーによる麻酔のように，粘膜や皮膚に塗布あるいは散布し，その部位の痛覚を取り除く |

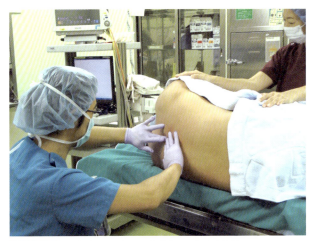
図 2-20 麻酔時の対位と看護師の立ち位置

刺が行えるようにする（図 2-20）．また，背中側で行われる医師の操作を，患者へ事前に伝えることによって，不安や緊張の緩和に努める．

### ◆麻酔薬の広がりと症状

　脳脊髄液の比重は 1.004〜1.008 であり，この値とほぼ同じ比重である麻酔薬を等比重液，1.011 以上の比重である麻酔薬を高比重液，1.003 以下の比重である麻酔薬を低比重液という．高比重液（ジブカイン＝ペルカミンS®）は低い方へ，低比重液は高い方へ流れるので，麻酔の広がりかたは，麻酔薬の比重と体位のとりかたによって異なる．

　脊柱の生理的彎曲を図 2-21 に示した．仰臥位で最も高位なのは，第 4 頸椎と第 3 腰椎である．ゆえに第 3〜第 4 腰椎間で穿刺し高比重麻酔薬を注入した場合，胸と足の両方向へ麻酔薬は広がっていく．麻酔薬は注入後 10〜15 分で神経線維に固定するので，これ以降は体位変換による麻酔の広がりはない．

　最初に最も細い神経である交感神経が麻痺するので，血管拡張を生じる．看護師はこのときの血圧低下を予測し，十分な観察を行う必要がある．次に知覚神経麻痺を生じ，最後に最も太い運動神経が麻痺する．術式に応じた麻酔の範囲が得られたかどうかを麻酔科医とともに確認する際，図 2-22 に示した皮膚知覚帯（dermatomes）と脊髄分節の関係を参考にするとよい．

### ◆術中合併症（complication）とその看護

・血圧低下：脊髄くも膜下麻酔開始後 15 分以内に起こることが多く，交感神経の遮断による．合併症というよりも生理的反応の 1 つともとらえることができ，ある程度の血圧低下は脊髄くも膜下麻酔が効いていることを示すものである．術前の 70〜80％程度の値で安定する場合は，特に治療の必要はないと考えられている．状況に応じて輸液速度を早めたり，昇圧剤の投与，酸素投与などを行ったりする（医師の指示）．

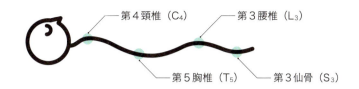

図 2-21 脊柱の生理的彎曲

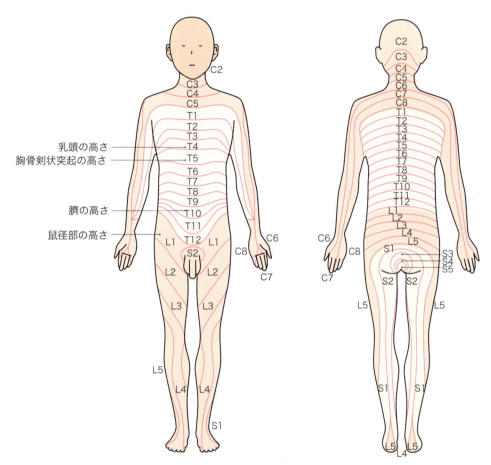

図 2-22 皮膚知覚帯(皮膚節 dermatomes of the body)

- 呼吸抑制；麻酔が肺野までの高位に広がった場合に起こり，麻酔直後から薬剤が固定する 10 〜 15 分後に起こることがある．マスクによる酸素投与が指示されるが，重症の場合は気管内挿管による人工呼吸が必要である．
- 嘔気，嘔吐；血圧低下による脳の血流減少が，延髄の嘔吐中枢を刺激することによって生じる．また，呼吸抑制や不安によっても嘔気を生じる．酸素投与によって改善することが多い．

## （2）硬膜外麻酔法（epidural anesthesia）

### ◆穿刺部位と体位

　頸部から下の硬膜外腔のある部位であればどこでも穿刺可能であり，背部（胸椎の高さ）で実施されることが多い．穿刺時の体位のとりかたと看護は，脊髄くも膜下麻酔と同様である．硬膜外腔は脂肪組織や血管網で占められており硬膜に包まれた脊髄神経根がある．体液はなく陰圧である．

### ◆麻酔薬の広がりと症状

　どの高さまで麻痺するかは，麻酔薬の注入部位（穿刺部位）と注入量で決まるので，分節麻酔ともいう．通常，1椎体に0.5～1.0mLを注入する．脊髄の前根と後根を遮断し，交感神経・知覚神経・運動神経の順に麻痺し，その際の症状は脊髄くも膜下麻酔と同様である．

　硬膜外麻酔は，1回注入の脊髄くも膜下麻酔法とは異なり，持続硬膜外カテーテルを挿入しておくことによって，いつでも追加注入できるので，何時間でも麻酔を効かせることができる．ただし，麻酔薬を追加注入したときの局所麻酔中毒（中枢神経刺激症状）に注意する．

　硬膜外麻酔に使用される主な薬剤は，2％キシロカイン®，1～2％カルボカイン®，0.5～5％マーカイン®などである．

---

**PLUS ONE**

## 脊髄くも膜下麻酔と硬膜外麻酔の術後合併症

### 1）脊髄くも膜下麻酔の術後合併症

①神経根刺激症状：臀部から下肢へ放散する腰背部痛や感覚異常を神経根刺激症状といいます．術後3日間以内に消失する一過性の症状で，切石位で行われた手術後患者に多いため，手術体位との関係が大きいと考えられています．

②頭痛：術後に身体を動かすことによって，穿刺部位から髄液が漏出することによって生じます．脊麻後頭痛ともいわれ，立位や座位で増強し，安静にすると緩和します．約1割に出現し，20～30歳の女性に多くみられます．

③尿閉：仙椎部の副交感神経が遮断され，排尿障害を生じることがありますが，術後2～3日間で軽快します．
　下腹部の温庵法やマッサージを行います．状況に応じて導尿を行います．

④脊髄神経麻痺：起こる頻度は少ないです．穿刺時の脊髄そのものや，脊髄神経，脊髄神経根などの損傷により，下半身の知覚障害や排尿・排便障害を生じます．脊髄神経麻痺のうち，馬尾神経領域に麻痺が生じると，膀胱や直腸の失禁，下肢の知覚異常や運動障害などを生じ，これを馬尾症候群といいます．

### 2）硬膜外麻酔の術後合併症

　硬膜外血腫による神経麻痺：硬膜外静脈の損傷により血腫を形成し，脊髄や神経を圧迫することがあります．術後に下肢の脱力感や，下肢の疼痛，背部痛がある場合は注意を要します．

### ◆術中合併症(complication)とその看護

- 血圧低下；交感神経麻痺の範囲が大きいほど，血圧低下は著しいが，脊髄くも膜下麻酔ほど急激には起こらない．高齢者の場合，加齢によって硬膜外腔が狭まるので，同じ量の麻酔薬を注入しても麻酔範囲が大きくなり，血圧低下を生じやすい．治療・看護は脊髄くも膜下麻酔時と同様である．
- 呼吸抑制，嘔気；脊髄くも膜下麻酔のときと原因は同じであるが，一般的に症状は軽度である．
- 全脊麻（全脊髄くも膜下麻酔）；カテーテルが硬膜外腔よりも深く入り，クモ膜下腔（脊髄腔）に入っていた場合，麻酔薬を大量に用いると全脊麻となることがある．この場合，呼吸停止や意識消失を生じるので，人工呼吸が必要である．

---

**PLUS ONE**

#### タイムアウト

手術開始前には，患者の誤認防止と手術に関する情報の共有を目的に，執刀前確認「タイムアウト」を実施します．タイムアウトにて，医師，看護師など手術を担当する関係者全員で，一旦手を止めて作業を中止し（図2-23），患者確認，手術内容，器材の準備状況，共有事項などの確認を行った後，手術を開始します．

**タイムアウトでの確認事項**

- チームメンバー間での自己紹介
- 術式，手術部位
- 感染症の有無
- 術中の迅速病理オーダーの有無
- 抗菌薬投与状況
- 機器の設定，接続，準備状況
- 患者氏名，年齢，性別
- 予定手術時間，予測出血量
- 血液型，輸血オーダーの有無
- 術中X線写真オーダーの有無
- 器械カウント・危険物カウントの一致状況
- チーム内での共有事項

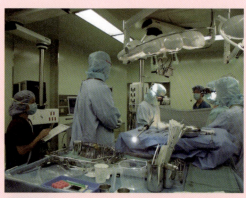

図2-23 タイムアウトの様子

## 胃内容物の逆流を防ぐ輪状軟骨圧迫法

　輪状軟骨は気管の全周を完全に取り巻いているので，その部位を圧迫することによって，気管の下に位置する食道が圧迫されることになります．後頸部に手を入れて，反対側からも圧迫するとさらに効果的に食道を圧迫することができます（図2-24）．

　例えば，緊急手術で絶飲食が守れなかった患者の場合，胃内容物を嘔吐しそれを誤嚥する危険性があります．早急に気管内挿管を行い，カフを膨らませることによってカフから下への誤嚥を防ぐことができるので，それまでの間，輪状軟骨を圧迫して食道を閉鎖しておく処置がとられます．

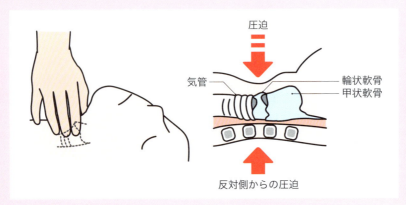

図2-24 輪状軟骨圧迫法

# 3 手術体位と看護上の注意点

## OBJECTIVES

1 体位が呼吸器系や循環器系に及ぼす影響を理解する
2 手術中の体位によって生じやすい神経障害や循環障害を理解する
3 手術中の主な体位のとりかたと，看護上の注意点を理解する

手術体位は手術操作を妨げない範囲内で，体位固定による障害の防止，カテーテル類へのアクセスなどを総合的に判断して決定する．体位固定後は身体の位置関係，圧迫性障害の危険性の有無について，看護師，外科医，麻酔科医は確認の合意をもつべきである[1]．このように，体位固定はチームでの協同作業であり，そのチームの一員として手術室看護師は，麻酔下での手術体位が生体に及ぼす影響を十分に理解し，その対策を立てておかなければならない．

また病棟看護師は，手術中にとられた患者の体位が生体に及ぼす影響を理解しておくことによって，術後患者の観察ポイントを見落とすことなく確認することができ，その後の看護に役立てることができるであろう．

手術体位の主な条件は，次の3点である．①患者の生理的な可動範囲内であること，②呼吸・循環・神経系の機能を障害しないこと，③十分な術野が得られること．

## ① 体位が呼吸器系や循環器系に及ぼす影響

### （1）体位が呼吸器系に及ぼす影響

意識のある人の正常1回換気量は約500mLであるが，麻酔下で自発呼吸を行っている患者は，麻酔自体の呼吸抑制によって約400mLに減少する．手術を受ける患者は，この状況にさらに体位の影響が加わることになる．

呼吸運動は，横隔膜（diaphragm）の移動と，内・外肋間筋の収縮による肋骨の移動，および補助呼吸筋による胸郭運動によって行われているが，その約70%を横隔膜が担っている．ゆえに，横隔膜運動を抑制するような体位は呼吸に及ぼす影響が大きい．例えば砕石位（切石位）による横隔膜の運動制限によって肺活量は約20%減少する．

予測される呼吸機能不全は，麻酔科医によって吸入酸素濃度を増加したり，自発呼吸を機械的換気に変えたりすることで修正されるが，ときには一度とった体位そのものを変えることが必要な場合もある．

### A 仰臥位（supine position）

意識のある人で仰臥位時の肺容量を立位のときと比較すると，機能的残気量は約24%減少する．仰臥位時には腹腔内臓器によって横隔膜が押し上げられるからである．ここに麻酔

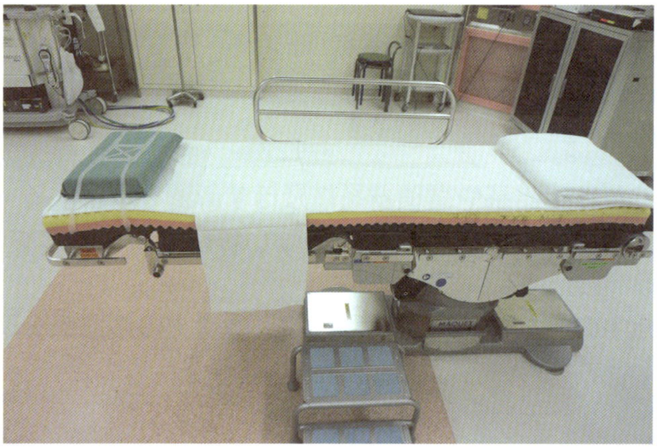

**図 2-25** 患者入室前のベッド準備（仰臥位）

下で筋弛緩状態が加わると，立位時よりも約44％減少する[2]．

仰臥位は，消化器外科手術や耳鼻科手術など，様々な手術の基本となる体位である．患者入室前のベッド作成は，クッションとシーツを敷いておく（図2-25）．

### B 腹臥位（prone position）

意識のある人で腹臥位時の肺容量を立位のときと比較すると，機能的残気量は約12％の減少であり，仰臥位や側臥位の場合よりも減少率は少ない．しかし，麻酔下での影響の大きさについては明確ではない．

### C 側臥位（lateral position）

意識のある人が側臥位になった場合，下側の肺は心臓や腹部内臓によって圧迫されるために肺容量が減少し，機能的残気量はかなり減少する．しかし，上側の肺はそれらの影響を受けることがない．麻酔器によって調節換気が行われると上側の肺の換気が有利となり，肺全体の働きとしては低下する．

## （2）体位が循環器系に及ぼす影響

### A 仰臥位（supine position）

立位時の血管系の圧は，すべての部位において重力の影響を受けているので，頭部よりも下肢で測定した血圧（静脈圧・動脈圧の双方）の方が高い値を示す．これに対して仰臥位時の血管系の圧は，すべての部位において重力の影響を均等に受けることになる．例えば，下肢から右心房へ戻る静脈還流は，立位時には重力の影響を受けているが，仰臥位時にはその影響がなくなるので，右心房へ戻る静脈還流は増加する．

### B 腹臥位（prone position）

循環器系に及ぼす影響については，仰臥位時とほとんど同じである．体位変換時の体動に

よる影響を最小にするよう，急激な変換を避ける必要がある．また，特に肥満患者の場合，腹圧によって下大静脈を圧迫し，静脈還流を障害することがあるので注意を要する．

### C 側臥位（lateral position）

仰臥位でも述べたように，下側になった血管系の圧の方が上側よりも重力の影響を受けるが，その影響は少ない．

## ② 主な手術体位のとり方と，看護上の注意点

麻酔下に管理されている患者は，意識の消失や，無痛，筋弛緩などの状態におかれるので，特定部位が圧迫されたり過伸展されたりしても，そのことを自覚して訴えることができない．ゆえに圧迫や牽引などによる神経障害や循環障害を起こさないよう，十分な予防策が必要である．すなわち手術体位をとるときには，各関節の良肢位が保てるように固定し，クッションを用いた除圧などを十分に行って，患者の安全と安楽に努める必要がある．表 2-8 に主な

表 2-8 主な神経と神経障害時の症状

| 神経の名称 | 神経支配領域 | 神経障害時の症状 |
|---|---|---|
| 腕神経叢 | 上肢全体を支配し，胸背部表層にまで及ぶ | |
| ① 橈骨神経 | ・上腕と前腕の伸筋群，上肢の伸側の皮膚 | ・下垂手,手首の伸展不可能,しびれや疼痛 |
| ② 尺骨神経 | ・前腕の屈筋，内側の手の筋群，尺側の皮膚 | ・鷲爪手，しびれや疼痛 |
| 仙骨神経叢 | | |
| ③ 坐骨神経 | ・大腿の屈筋群，大腿と下腿の後面の皮膚 | ・股関節と膝の屈曲および伸展不可能，しびれや疼痛 |
| ④ 腓骨神経 | ・下腿や脚の外側 | ・下垂足，足の背屈不可能,しびれや疼痛 |

神経と神経障害時の症状を示した．

### （1）仰臥位（supine position）

#### A 腕神経叢麻痺（brachial plexus paralysis）

腕神経叢は，頸部と腋窩で固定されており，鎖骨・第一肋骨・上腕骨頭などに隣接しているので，牽引による損傷を起こしやすい．そのため，手台と手術台の高さを合わせ（図2-26，27），肩関節の外転は，90度以下にする[3]（図 2-28，29，30）．

#### B 橈骨神経麻痺（radial nerve paralysis）

橈骨神経は，上腕骨の周囲を螺旋状に廻っているため，スクリーンなどによる圧迫によって容易に麻痺してしまう（図 2-31）．

3 手術体位と看護上の注意点

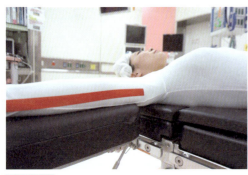

図 2-26 良い例：手台と手術台が平行

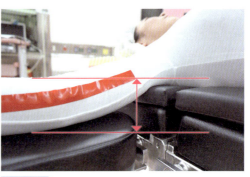

図 2-27 悪い例：手台の高さが低い

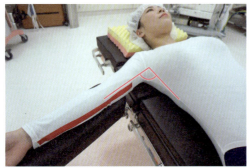

図 2-28 良い例：外転 90 度以下

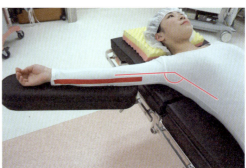

図 2-29 悪い例：外転 90 度以上

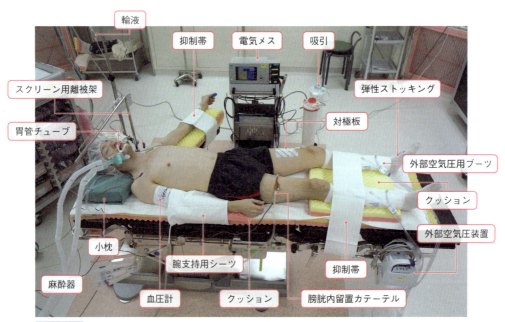

図 2-30 仰臥位

※離被架：術野と麻酔野を分ける器具．清潔野と不潔野の区別ともいえる．
※対極板：電気メスを用いることによって体内に流れた電流を安全に体外に誘導する．

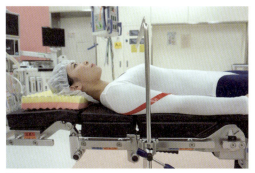

図 2-31 スクリーン用離被架による圧迫

### C 尺骨神経麻痺（ulnar nerve paralysis）

尺骨神経麻痺を防ぐため，肘関節の屈曲は 20 度[4]とし（図 2-32, 33），肘関節部の圧迫やストレスの角に気をつける必要がある．また，手関節は回内・回外中間位，回外位がよいと考えられ[3]（図 2-34, 35），抑制帯は上腕の内側や肘関節を避けて固定する（図 2-36, 37）．

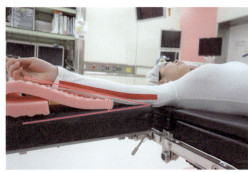

図 2-32 良い例：肘関節の屈曲 20 度

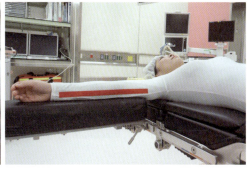

図 2-33 悪い例：肘関節の屈曲 0 度

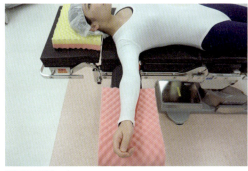

図 2-34 回内・回外中間位

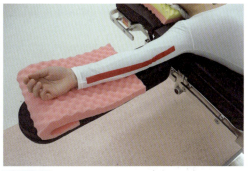

図 2-35 回外位

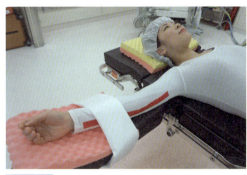
図 2-36 良い例：抑制帯の位置　前腕

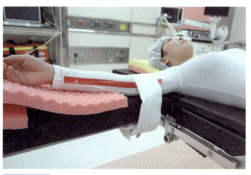
図 2-37 悪い例：抑制帯の位置　上腕

### D 腰痛

　仰臥位では大腿神経・坐骨神経の牽引による損傷を起こしやすいため，股関節・膝関節ともに15度の屈曲[4]とし，腰痛を予防する（図 2-38）．

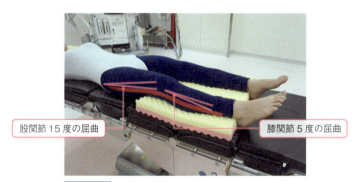
図 2-38 下肢の体位固定

### E 腓骨神経麻痺（fibular nerve paralysis）

　下肢の外旋は腓骨小頭への外力負荷となるため，下肢全体を支持する除圧道具を用い，踵部は中間位に保持する．また，踵部は褥瘡の好発部位であるため，踵部が浮いていることを確認する（図 2-39）．抑制帯は腓骨神経を圧迫しないよう，腓骨小頭を避けて固定する（図 2-40）．

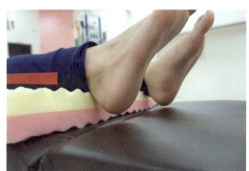
図 2-39 踵部の浮上

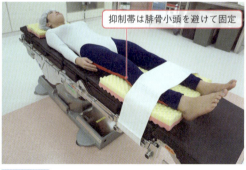
図 2-40 抑制帯の位置

### F 後頭部・頸部・背部・仙骨部の循環障害

　圧迫による血行障害から組織が壊死に至ることを防ぐために，クッションなどを利用する．頸部では過伸展を防ぐため，患者に合わせた高さの枕を使用する（図2-41）．背部ではシーツのしわや皮膚のずれなどが褥瘡の原因となるため，麻酔科医と協力し体幹を浮上させシーツのしわを伸ばす．また，グローブを用いて背抜き・圧抜きをする（図2-42）．

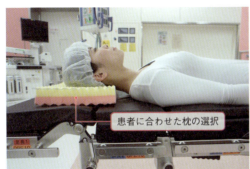

図2-41 頸部の過伸展予防

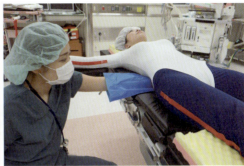

図2-42 グローブを用いた圧抜き

### G 深部静脈血栓

　下腿が圧迫されることによって血流が悪くなり，深部静脈血栓が起きやすくなる．そのことによって肺塞栓症を起こす危険性が高まる．クッションや空気圧装置（p.42，図2-30）などによって除圧やマッサージを行う必要がある．

#### (2) 砕石位（切石位）: lithotomy position

　婦人科手術や泌尿器科手術，肛門や直腸の手術時にとる体位である．支脚器を取り付けるため，下半身のベッドパーツやクッション，及びシーツを上半身と分けてベッド作成しておく（図2-43）．

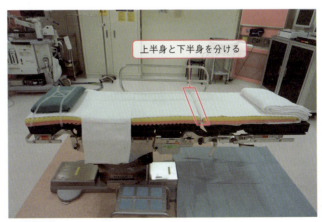

図2-43 患者入室前のベッド準備（砕石位）

## A 坐骨神経麻痺（sciatic nerve paralysis）

坐骨神経は，骨盤の坐骨切痕と腓骨頸部で半固定されているので，過伸展によって傷害されやすい（図 2-44）．

股関節と膝関節を屈曲させる砕石位は，坐骨神経を伸展させるので，坐骨切痕と腓骨頭部の2点間の伸展が最小であるような脚の置き方をする必要がある．この際，脚の外旋にも注意して過伸展を避けなければならない（図 2-45）．

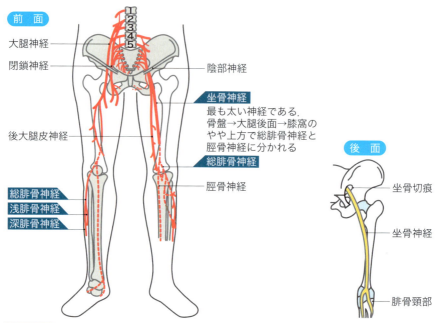

図 2-44 坐骨神経と腓骨神経（sciatic nerve & fibular nerve）の走行

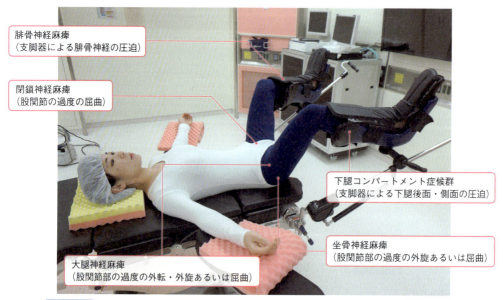

図 2-45 砕石位の注意点

### B 腓骨神経麻痺 (fibular nerve paralysis)

脚台に膝を置いた場合や，支柱に脚が触れている場合には，腓骨神経が麻痺する危険性があるので，クッションで除圧する．下肢を支脚器に乗せる際は，腓骨神経を損傷する可能性があるため，膝窩の圧迫を避け，支脚器のブーツで腓骨神経を圧迫しないことが必要である．

### C 下腿コンパートメント症候群

支脚器による下腿の圧迫によって，コンパートメント症候群になるおそれがあるため，支脚器に対して下肢を平行にのせ，支脚器で下腿後面及び側面が強く圧迫されていないことを確認する必要がある．また，術中は足背動脈触知・皮膚色・冷感の有無により，血流障害がないことを確認しなければならない．合併症のリスクが高い場合は下腿に組織循環モニタを装着し，リアルタイムに下腿の循環動態をモニタリングすることを考慮する．

### D 腰痛

股関節を屈曲させるので腰椎の生理的な前彎が消失し，腰痛を生じやすい．小枕やクッションを挿入することによって軽減することができる．

#### (3) 側臥位 (lateral position)

脳神経外科手術や，腎臓，食道，肺などの手術体位である．陰圧式固定具を使用するため，あらかじめベッドに敷いておく（図2-46）．

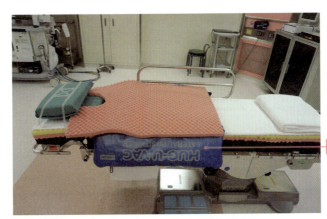

図2-46 患者入室前のベッド準備（側臥位）

### A 腕神経叢麻痺 (brachial plexus paralysis)

上になった上肢の腕神経叢麻痺は，頭部を大きく下げたときに神経が伸展して生じるので，枕の高さに注意する必要がある．また，肩よりも挙上させず肩関節を90度以上外転させないようにする[4]（図2-47）．

下になった上肢が圧迫されて腕神経叢麻痺を起こさないよう，外転は90度以内とする[4]（図2-47）．また循環障害を起こさないよう腋窩の下に補助枕を挿入するが，陰圧式固定具を使用する際には補助枕は挿入しない（図2-48）．

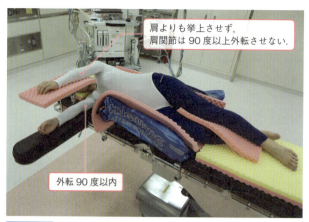

図 2-47 上肢の体位固定（側臥位）

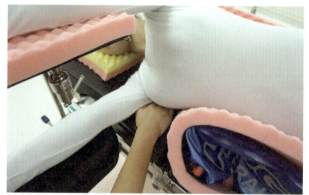

図 2-48 腋窩が圧迫されていないことを確認

### B 頭部・腸骨稜・両下肢の重なり部分・下側になった脚などの循環障害

　頭の重さで耳介部が循環障害を起こさないよう，枕やクッションに工夫が必要である．また，腸骨稜は，圧迫による循環障害を生じやすい部分のためクッションを挿入する．下肢は体位が安定するよう基底面を大きくするため，上側の膝関節は 30 度の屈曲位で，下側の股関節は 30 度，膝関節は 90 度とし，両下肢の圧迫も避ける[4]（図 2-49）．

### C 総腓骨神経麻痺

　総腓骨神経麻痺が起こらないよう，腓骨小頭・腓骨神経・膝部の圧迫，両膝の接触がないことを確認する（図 2-49）．

### (4) 腹臥位（prone position）

　後頭部や脊椎の手術体位である．ベッドにはあらかじめ腹臥位用体位用具を設置し，隣に用意したストレッチャーで麻酔導入を行ったあと，腹臥位となる（図 2-50）．

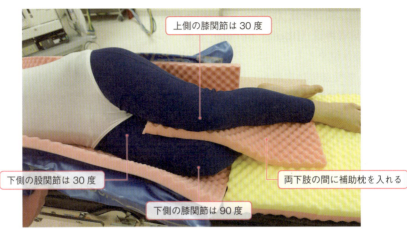

図 2-49 下肢の体位固定（側臥位）

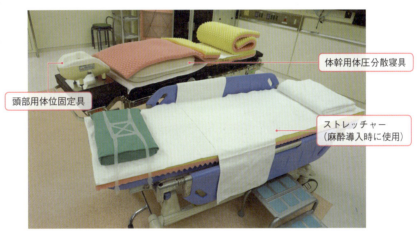

図 2-50 患者入室前のベッド準備（腹臥位）

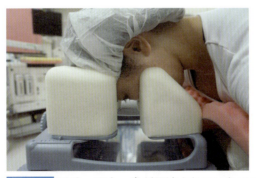

図 2-51 眼球・耳介・鼻が圧迫されていないことを確認

### A 眼球圧迫，耳介・鼻の圧迫

　腹臥位は眼球圧迫による緑内障の誘発や，各圧迫部位の循環障害を生じるので，頭部用体位固定具を用いる（図 2-50，51）．あるいは，頸椎固定手術や脳外科手術時に，頭部 3 点固定器を使用する．

49

### B 肩関節の脱臼,橈骨神経(radial nerve)・尺骨神経(ulnar nerve)・坐骨神経・腓骨神経(fibular nerve)麻痺

腕を挙げた腹臥位をとるときは,うつ伏せで腕を挙げて寝るときのような自然な体位がよい(図 2-52).橈骨神経は皮膚から浅い位置を走行する神経なので,仰臥位時や砕石位時と同様に注意が必要である.100度以上の肘関節の屈曲は尺骨神経障害を起こす危険があるため,90度の屈曲位とする[4](図 2-52).手術台の縁や離被架に上腕部が圧迫されることで,橈骨神経が損傷される恐れがある.

股関節の屈曲は15〜30度程度とし,鼠径部への過度の圧迫を避け,坐骨神経の損傷を防ぐ.また,膝関節を45度以下の屈曲位にすることで坐骨神経障害が起きないよう留意する[4].

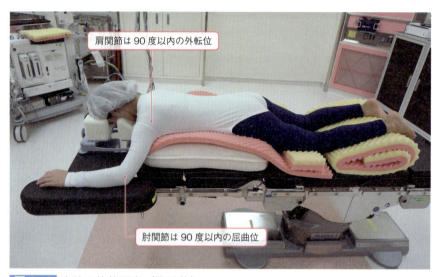

図 2-52 上肢の体位固定(腹臥位)

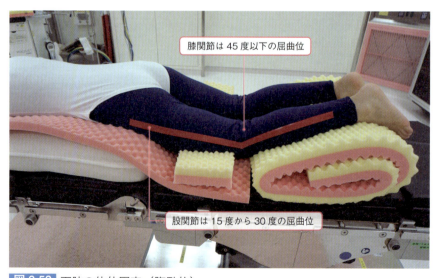

図 2-53 下肢の体位固定(腹臥位)

（図2-53）．

腓骨小頭の圧迫によって腓骨神経が損傷される恐れがあるため，下肢が外旋しないように，良肢位である外転外旋0〜10度に調整する[4]．また，下肢の下に補助枕を用いて圧迫を避け，浅腓骨神経の損傷を防ぐ．

### C 鼠径部の圧迫

鼠径部が圧迫されると鼠径靱帯の下にある大腿神経，大腿動脈，大腿静脈に圧迫が加わるので，腸骨部に支持器があたるように体位固定を行う（図2-54）．

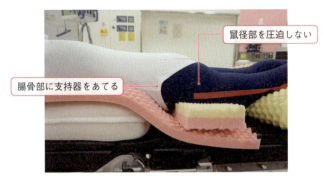

図2-54 鼠径部の体位固定

### D 頸部・胸部・腹部の圧迫

胸部が圧迫されると呼吸抑制を生じるので，クッションを敷いて手術台よりも胸壁と腹部を浮かせる．また頸部・腹部の圧迫を避け，頸静脈や下大静脈に加わる圧を避ける．四点支持器を使用する場合は，前胸部と腸骨部が支持器に乗るように調整し，腹部や大腿静脈を圧迫しないようにする（図2-55）．

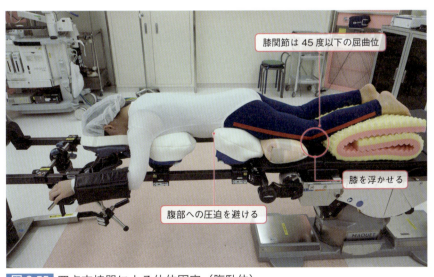

図2-55 四点支持器による体位固定（腹臥位）

### E 前上腸骨棘や膝などの圧迫

前上腸骨棘など圧迫を受けやすい部位には，身体の凹凸に沿う体圧分散寝具や補助枕などを選択する必要がある．また，膝などの骨突出部位には，底付きを起こさないようにする．

**術中患者の褥瘡発生要因**

褥瘡は，低栄養状態の患者や糖尿病・肝臓疾患などの合併症をもつ患者に生じやすいのですが，術前にそのようなリスクがなかった患者であっても，手術時には以下のような状況によって褥瘡発生の可能性が高まります．

① 同一体位を長時間とることによって，同一部位の皮膚に圧迫が加わります．この際，毛細血管圧が 32mmHg を超えると循環不良となります．また，毛細血管圧が 70mmHg で 2 時間を超えると不可逆的変化を起こします．

→毛細血管圧は細動脈端で最も高く（約 30mmHg），細静脈端で最も低くなります（p.12, 図 2-5 参照）．そのため 30mmHg 以下の体圧になるよう，クッションなどで除圧を行う必要があります．また，気管内チューブのコネクターや，心電図コードなどのチューブ類による圧迫にも十分注意します．

→杉山らの報告[5]によると，体位による褥瘡発生率は腹臥位＞側臥位であり，フレームを使用した整形外科の脊椎の手術に最も多く発生しています．また，標準体重＋30％以上の肥満患者よりも，−15％以下の痩せた患者に高い発生率を示しており，骨突出部にかかる体圧が問題です．

② 麻酔薬や出血などの影響によって血圧低下を生じると，末梢組織の虚血状態を起こします．

→毛細血管は動脈系と静脈系の中間に位置するので，動静脈系双方の影響を受けます．

③ 皮膚に牽引が加わると血管が引き延ばされて細くなり，皮膚の虚血状態を起こします．

④ 出血や滲出液，消毒液などによる皮膚の湿潤によって，皮膚の透過性が亢進して刺激を受けやすくなります．

## PLUS ONE

### 手術時の体位固定におけるチームとは

　全身麻酔下で行う手術では，手術部位によって様々な手術体位が存在します．基本的な体位は仰臥位，側臥位，腹臥位，砕石位ですが，その他に頭低位（トレンデレンブルグ体位），頭高位（逆トレンデレンブルグ体位），甲状腺位，腎体位，座位，ビーチチェア位，パークベンチ体位，ジャックナイフ位など特殊体位が数多く存在します．これらの中から，外科医は確実に手術が遂行できるように手術体位を決定します．また，麻酔科医は安全な麻酔管理が行えるように体位固定をします．そして，手術室看護師は麻酔によって訴えることができない患者の代弁者として，患者に二次的損傷を与えないよう安全・安楽に体位固定を行う重要な役割をもっています．

　これら三者の思惑は少しずつ異なっており，協議しながら，患者個々に合った体位固定を行う必要があります．このように協力しながら，体位固定を行う様は，狭義のチーム医療ともいえるでしょう．しかし，三者が協力し合い患者にとってベストな体位を固定しても，手術終了後，褥瘡や神経障害が発生する場合があります．その時には同一体位で行われる次の手術に向けて対策を考え，よりベストな体位固定の方法を検討していく必要があります．そしてチーム内で協議を重ねることでチーム力を向上させていかなくてはなりません．

　手術室看護師は，手術体位における看護診断を行い褥瘡予防対策や良肢位の保持を行っても，時として外科医が決定する手術体位が優先となり，思い描く看護展開ができないこともあります．また，手術中の圧抜きや身体の置き直しは褥瘡予防に有効ですが，手術式によっては全ての褥瘡好発部位に実践できるわけではありません．このような現状の中，外科医がいかにベストコンディションで手術を行えるか，また患者の安全・安楽を守れるかということを手術室看護師は念頭に置き体位固定を行っていかなければなりません．

　手術中の体位固定における二次的損傷は，患者の術後回復に大きな影響を与えるため，手術室看護師は責任をもって体位固定を行い，外科医・麻酔科医と共に協力し合うことが重要なのです．

### 引用文献

1）菊地龍明，他：手術医療の実践ガイドライン．改訂第三版，S33，日本手術医学会，2019.
2）一柳邦男：イラストでみる手術体位の基本．p.130，医学書院，1991.
3）田中マキ子，他：ポジショニング学　体位管理の基礎と実践．中山書店，pp.156-157，2013.
4）草柳かほる，他：手術室看護　術前術後をつなげる術中看護．医歯薬出版，pp.68-89，2015.
5）杉山暢子，他：手術中に発生する褥創の形成要因．臨床看護研究の進歩，2：22-27，1990.

# 4 術中の異常時の対処

## OBJECTIVES

**1** 手術中の患者の体温と血圧異常に対する主な原因と対処法を
理解する

**2** 手術中の患者の尿量減少に対する主な原因と対処法を理解
する

 

術中患者の一般状態の管理に対する責任は，麻酔科医にある．間接介助看護師は，麻酔科医とともに患者の全身状態の観察と各種モニターの観察を行い，適宜情報提供を行っていかなければならない．

まず，術前の患者情報や実施される術式などから，起こりやすい異常を予測しながらその予防に努めることが重要であり，次に，起きてしまったときに適切な対処ができるように準備しておくことが重要である．

## ❶ 体温の異常 （abnormal body temperature）

### （1）体温低下 （temperature drop）

#### ▶原因と生体への影響

手術を受ける患者の体温調節機能の変化については，表2-3（p.20）に記述した．例えば開腹手術の場合であれば，麻酔薬による体温調節機能の抑制や末梢血管の拡張，露出した皮膚や開腹した術野の体表からの熱放散，腹腔内洗浄液や輸液温度の影響などによって，手術中の患者の体温はかなり変動しやすく低下しやすい．体温は一度低下すると回復しにくいので，術中からの体温管理は重要である．

全身麻酔で筋弛緩薬を使用している患者の場合，3℃以内の低下であれば生体が大きく影響を受けることはなく，むしろ酸素消費量の減少や，二酸化炭素生産量の減少という利点がある．しかし，体温が30℃になると循環器系，神経系の機能は正常時の70％となり，体温が25〜30℃になると血圧低下，不整脈の増加，徐脈，呼吸停止などを起こす．

また，手術終了後にも低体温が持続すると麻酔覚醒が遅れたり，悪寒戦慄（シバリング）を生じて酸素消費量の増加や二酸化炭素生産量の増加をきたす．このシバリングは，低体温時だけでなく，中枢温（直腸・膀胱・鼓膜温）と四肢末梢温の差が大きいときにも発生する．手術中から患者の手や足に触れ，冷感が認められたら四肢の保温に努める必要がある．

#### ▶体温低下に対する看護 （図2-56）

治療としての積極的な加温は，直腸温が36.5℃以下になったときから行われるが，常に保温に努める．

環境調整による保温：室温の調整（麻酔導入までは26〜28℃，麻酔安定後は22〜26℃，

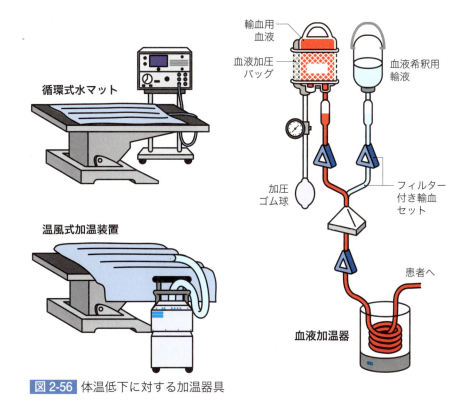

図 2-56 体温低下に対する加温器具

麻酔覚醒後は26〜28℃に保つ）．ベッド用マットの保温（循環式水マット，温風式加温マットの利用）．

　露出部分を最小にし身体を保温：四肢や肩にタオルをかけ，熱の放散を防ぐ（四肢カバーや肩パッドの利用）．腋下や頸部へ温枕を使用（42℃以上のものは火傷を生じるので注意）．

　使用する物品の加温：保温された輸液・輸血（血液加温器を利用して37℃）や洗浄液（37〜38℃）の使用．

　酸素投与：シバリングが発生すると患者は多くの酸素を消費し低酸素状態に陥りやすいので，たとえ $SpO_2$ が100％であっても酸素投与を続ける．

### (2) 発熱と悪性高熱症 (fever, malignant hyperthermia)

#### ▶原因と生体への影響

　細菌の毒素，ウイルス，破壊された組織などの発熱物質が，体温調節中枢である視床下部を化学的に刺激すると発熱を起こす．また，体温低下に対する看護で述べたような手術中の加温によるうつ熱によって発熱を生じることもある．発熱は，代謝亢進による体蛋白の消耗や，心負荷の増大，発汗による電解質の喪失など，生体へ悪影響を及ぼす．

　一方，麻酔時に高熱を発生し，不整脈や筋拘縮から心停止に至ることもある悪性高熱症（malignant hyperthermia）がある．40℃以上の発熱を起こす悪性高熱症は，遺伝的傾向のある特殊な病態であり，頻度もまれであるが，劇症の場合には生命の危機状態をきたすので理解しておく必要がある．

### ➡ 悪性高熱症に対する処置

・麻酔薬，筋弛緩薬投与の中止
・手術の中止
・可能な冷却法のすべてによる強力な冷却（4℃の保冷庫で冷却した輸液の実施，体腔内へ冷却生理食塩水を注ぐ，氷枕など）
・100％酸素と薬物投与（解熱・鎮痛薬・非ステロイド系抗炎症薬）

## ❷ 血圧の異常（abnormal blood pressure）

### （1）血圧低下（blood pressure drop）

#### ➡ 原因と生体への影響

硬膜外麻酔と脊椎麻酔時の血圧は，麻酔薬の作用による交感神経遮断によって血管拡張を生じるので低下する．全身麻酔導入時の患者の血圧は，このことに加えて心臓収縮力の低下が生じるために低下する．

麻酔中は麻酔薬により圧受容体反射が抑制され，出血していても比較的バイタルサインは安定していることが多い．しかし，循環血液量の15％を超える急激な出血では，血圧低下，頻脈，四肢冷感をきたす．さらに循環血液量の25％以上の出血では出血性ショックを起こしやすい．

血圧が低下すると，末梢組織に十分な酸素が行かず機能低下を生じる．さらにこの状態が持続すると，重要臓器の機能障害を起こしショック状態に陥るので注意を要する（p.124，「急性循環不全　ショック」参照）．

#### ➡ 血圧低下に対する処置

・末梢血管収縮薬の投与（エフェドリン®の静脈投与）
・細胞外液補充剤，代用血漿剤，血液製剤による循環血液量の補充

---

**Q&A**

**Q1** 体重60kgの人の循環血液量はどれくらい？
**A1** 血液量は体重の約1/13（約8％）なので，
60kg × 1/13 ＝約4,600g（4,600mL）

**Q2** 体重60kgの人が血圧低下を起こす可能性が高い出血量は？
**A2** 循環血液量の15％を超える出血では血圧低下を起こすので，
4,600mL × 15％ ＝ 690mL
通常，600mL以上の出血があれば輸血を考慮する．

- カテコールアミンの投与による心収縮力の増大（アドレナリンやドーパミン＝プレドパ®，イノバン®などを血流の多い中心静脈から投与）

〔ショック時の処置〕
- 酸素吸入
- 細胞外液補充液（酢酸化リンゲル液や乳酸化リンゲル液）の投与，代用血漿剤，血液製剤による循環血液量の補充
- カテコールアミンの投与による心収縮力の増大

## (2) 血圧上昇 (raising blood pressure)

### ◆原因と生体への影響

麻酔中の急性高血圧は，気管内挿管や抜管時の刺激や浅麻酔時の手術侵襲刺激によってたびたび生じる．以下の場合には緊急に対処する．

- 収縮期血圧が200mmHg以上か，拡張期血圧が100mmHg以上のとき
- 収縮期血圧が160～200mmHgで，心筋虚血や急性心不全が考えられるとき

> **PLUS ONE**
>
> ### 手術中の出血量の測定 (measuring blood loss)
>
> 　正確に測定するために，血液の付着したガーゼは乾燥しないうちにその都度測定し，100g以下を目安として麻酔科医に報告します（図2-57）．手術野から吸引された吸引器内の出血は，50mLを目安に報告します．吸引器内の排液には腹水や洗浄液としての生理食塩液などが含まれている場合がありますが，洗浄液のように術野で使用した量がわかる場合は，差し引いて報告し，腹水のように量が不明な場合は，その旨を報告します．
>
> - ガーゼの出血量＝血液浸透ガーゼの重量－乾燥ガーゼの重量
> - 吸引瓶の出血量＝吸引総量－生理食塩液使用量
>
> ヘマトクリットから出血量を算定するときは，次の式で計算するとよいでしょう．
>
> - 出血量＝（手術前のHt値－出血量測定時のHt）×体重×2.2
>
>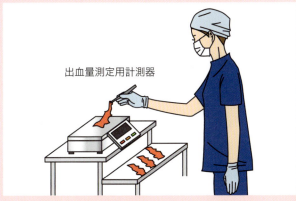
>
> 図2-57 出血量の測定

### ◆血圧上昇に対する処置

・降圧薬を静脈投与する（ニトログリセリン＝ミリスロール®，塩酸ニカルジピン＝ペルジピン®などによる末梢血管と冠血管の拡張）
・麻酔レベルの調整による血圧調整

## ❸ 尿量の減少（reduction urinary output）

### ◆原因と生体への影響

尿量は末梢循環および腎機能の優れた指標であり，通常2時間以上の手術には膀胱留置カテーテルを挿入して，30分ごとに尿量測定を行う．0.5～1mL/kg/時を目安とする．

全身麻酔によって尿量・腎血流量・糸球体濾過率が減少する．また，出血や陽圧換気，外科的ストレスによって抗利尿ホルモンの分泌が増加し，尿量は減少する（p.82，図4-1参照）．

術前から腎機能障害のある患者や，腹部の大手術，心肺バイパス手術，腎血管を巻き込んだ手術などの患者では，尿量減少が起きやすく腎不全を生じやすい．また，不整脈などによって低心拍出量状態にある患者は，急性腎不全を生じやすい．

### ◆尿量減少に対する処置

0.5mL/kg/時以下に減少しているときは，まず膀胱留置カテーテルが抜去されていないか，カテーテルが途中で折れていないかを確認し，ルートのトラブルがなければ麻酔科医に報告する．

血行動態が安定しており腎不全の危険性が少ない場合は，要観察だけで術中か術後に解消することが多い．状況に応じて利尿薬（フロセミド＝ラシックス®）を投与する．

輸液量不足の場合には，低張性の低カリウム輸液（ソリタ-T3®）を行う．浸透圧利尿をかけるためにブドウ糖を混入することもある．

| 5 | 覚醒（抜管）から退室時までの看護 |

## OBJECTIVES
**1** 抜管時の看護と抜管後の全身状態の管理を理解する
**2** 麻酔覚醒のチェック方法を理解する
**3** 病棟看護師への申し送り事項を理解する

## ❶ 手術終了から抜管までの流れ

手術終了から抜管までの主な流れは次のとおりである.
1. 手術終了 → 2. 麻酔薬の中止 → 3. 抜管基準の確認 → 4. 気管内・口腔内の吸引 →
5. 抜管 → 6. 口腔内・咽頭腔の吸引 → 7. 酸素投与

まず手術終了に向けて麻酔維持に使用している麻酔薬を中止していく. 純酸素を吸入させて, 吸入麻酔薬が呼出されるのを待つ. 筋弛緩薬を使用している場合には, 効果を消失させるため, 必要時拮抗薬を投与する. 以前は患者の肩を叩いたり, 大きな声で呼びかけたり, 気管内吸引をしていたが, 覚醒の途中でそのような刺激を与えることはよくない[1]とされているため, 刺激を極力避ける. 意識が回復し始めたら, 抜管基準（表 2-9）を確認し, 気管内・口腔内を吸引し抜管する.

## ❷ 抜管時の看護

手術終了後, 麻酔からの覚醒状態を観察する. 指示に従える, 深呼吸ができる, 離握手ができるなど意識の回復を確認, 自発呼吸で $EtCO_2$ と $SpO_2$ が基準値内であることを確認, 血圧や脈拍が安定しており循環不全がないことなどを確認する（表 2-9）.

表 2-9 抜管基準

| 全身麻酔の影響や筋弛緩薬の影響が覚醒（抜管）によって問題が起きないことが条件である | |
|---|---|
| 麻酔, 筋弛緩からの回復 | ▷ 非脱分極性筋弛緩薬が残存していると考えられるときはブリディオン®で拮抗する. |
| 意識が回復 | ▷ 指示に従える. 深呼吸が可能. 離握手が可能. 開口が可能. |
| 呼吸が十分 | ▷ $EtCO_2 < 45mmHg$, $SpO_2$ が自発呼吸下で基準値内. |
| 循環動態が安定 | ▷ 血圧, 脈拍が安定. |

（讃岐美智義：麻酔科研修チェックノート. 第5版, 羊土社. p.98　2017.）

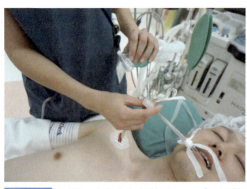
図 2-58 L型コネクタと気管チューブの脱着

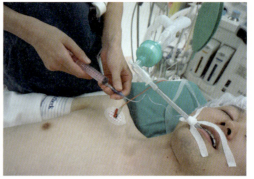
図 2-59 パイロットバルーンのエア抜き

　意識，呼吸，循環の条件が良ければ，呼吸の妨げや誤嚥性肺炎を防ぐため，麻酔科医によって抜管前に気管内吸引と口腔内吸引を行う．その際，看護師は清潔でスムーズな吸引操作が行えるよう麻酔回路のL型コネクタと気管チューブの脱着介助を行う（図 2-58）．気管内吸引と同時に咽頭の反射も確認するため，気管チューブが誤抜去しないよう注意する．また，麻酔からの覚醒が不十分な状態に低酸素状態や疼痛などが重なると，患者が暴れるなど不穏な状態になることがあるので，患者の側に立ち転落防止に注意する．

　抜管は，麻酔科医の指示によって看護師がカフ用注射器を用いて気管チューブのパイロットバルーン（リザーバーカフ）のエアを抜き，麻酔科医が抜管する（図 2-59）．

## ❸ 抜管時に生じやすい異常

・喉頭痙攣

　十分に麻酔覚醒していないときに抜管すると，その刺激で喉頭痙攣を起こす．覚醒しているときは自然におさまるが，チアノーゼが出現したときは薬剤投与によって痙攣をおさめる必要がある．

・嘔吐と誤嚥性肺炎

　抜管前に十分な胃内容物の吸引が行われないと，抜管時の刺激で嘔吐反射が誘導される．抜管直後では十分に声門の運動が回復しておらず，誤嚥する危険性がある．

## ❹ 抜管後の看護

　抜管後は自発呼吸を確認しマスクで酸素投与を行う．抜管後は上気道閉塞や誤嚥のリスクがあるため，まず自発呼吸と気道の状態に注目することが大切である．パルスオキシメーターの数値に注意し，呼吸の深さ・数・胸郭の動き・胸部の聴診などによって，呼吸状態の観察を十分に行う（図 2-60）．突然の嘔吐に備えて吸引や膿盆も用意しておく．また，異常な頻脈や高血圧の有無を確認し，異常時は早期に対処を行う．

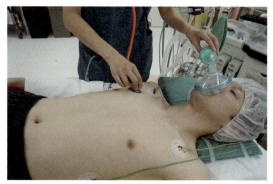

図 2-60 呼吸状態の観察

## ❺ 手術室からの退室

　抜管後は，開眼し命令に従えること，呼吸数 10 〜 20 回／分であること，血圧は麻酔導入前の± 30％以内であること，筋弛緩薬の効果が消失していること，安静時に疼痛や痛みがないこと，悪心・嘔吐やシバリング（ふるえ）など不快感がないことなど条件を満たしていれば手術室から退室となる（表 2-10）．病棟では看護師が常に患者の側に付き添うわけではないため，そのような状況でも問題がない状態まで患者が回復していることが重要である．

　抜管後，患者の状態が安定した時点で全身清拭を行う．この全身清拭の目的は，患者の体温・循環・呼吸状態の把握と皮膚異常の有無の確認である．口唇・爪・皮膚色の観察や患者に触れたときの冷感や四肢の状態を見て，チアノーゼが認められる場合には，十分な酸素投与と保温を行う．血液や消毒液が皮膚に残っていると皮膚掻痒感を生じやすいので，保温された清拭タオルでしっかりと拭き取る必要がある．全身清拭に時間をかけ過ぎると体温低下をまねき，シバリングを生じるので注意が必要である．

　高齢者は個人差が大きいが，一般的には成人よりも麻酔覚醒が遅延し，血圧，心拍数，$SpO_2$ などの値が変動しやすく，低体温を生じやすい．また，不穏な状態によって狭い手術台からの転落やドレーン・点滴などが抜けることもあるので，高齢者の状態に注意する．

**表 2-10** Modified Aldrete スコア（合計 14 点満点，12 点以上が必要．）

| 項目 | | スコア |
|---|---|---|
| 意識レベル | 覚醒または見当識あり | 2 |
| | 軽い刺激で覚醒する | 1 |
| | 触覚刺激のみに反応する | 0 |
| 身体活動 | 命令で四肢を動かすことが可能 | 2 |
| | 四肢の動きがいくらか弱い | 1 |
| | 四肢を自発的に動かせない | 0 |
| 血行動態 | 平均血圧が 15% 未満の変化 | 2 |
| | 平均血圧が 15 ～ 30% の変化 | 1 |
| | 平均血圧が 30% より大きい変化 | 0 |
| 呼吸 | 深呼吸が可能 | 2 |
| | 咳ができるが頻呼吸 | 1 |
| | 弱い咳しかできず呼吸困難 | 0 |
| 酸素飽和度 | $SpO_2 > 90$（空気呼吸） | 2 |
| | 酸素投与を必要とする | 1 |
| | 酸素投与を行っても 90% 未満 | 0 |
| 術後疼痛 | 痛みがないか軽い不快感 | 2 |
| | 静脈鎮痛薬により中等度から高度の痛みをコントロール | 1 |
| | 頑固な強い痛み | 0 |
| 術後嘔気 | ないか軽度の吐気 | 2 |
| | 一過性の嘔気 | 1 |
| | 持続する中等度から高度の悪心・嘔吐 | 0 |

（讃岐美智義：麻酔科研修チェックノート．第 5 版，羊土社．p.101　2017.）

# ❻ 病棟看護師への申し送り

　手術室における患者の経過や看護に関する記録は，外回り看護師の役割である．通常，経時的な記録と術前に立案した看護計画に対する実施・評価が行われる．

　病棟看護師への必要な申し送り事項は，以下のとおりである（表 2-11）．重要なことは，申し送られた看護師が，①手術および麻酔侵襲の大きさを評価することができる情報であること，②それらの情報から術後経過を予測し，その患者に応じた看護計画が立案できる内容であることである．

　申し送り時の患者は，麻酔から覚醒しているとはいっても，興奮状態や突然激しい体動を伴う場合がある．病棟ベッドからの転落事故などを予防するために必ず側で観察していることが必要である．患者の側から離れる場合は，他の看護師や麻酔科医，外科医に患者の側で観察するように協力を依頼してから離れる．また，いつ急変するかわからない時期であるという認識をもち，申し送りは簡潔，明瞭かつ速やかに行わなければならない（図 2-61）．

表 2-11 病棟看護師への申し送り事項

| 手術術式 | 予定どおりか，変更があったか |
|---|---|
| 麻酔方法，挿管の有無 | 硬膜外持続カテーテルが入っている場合は，刺入部位，薬剤と量，開始時間 |
| ドレーンとカテーテルの種類，場所 | |
| 輸液量，輸血量 | |
| 尿量，出血量 | |
| 主な術中経過，問題点（低血圧・体温低下など）とその対処 | |
| 最終バイタルサイン，麻酔の覚醒状態 | |
| 術後指示 | ・病棟での酸素投与方法，時間<br>・輸液の指示<br>・術後検査　他 |

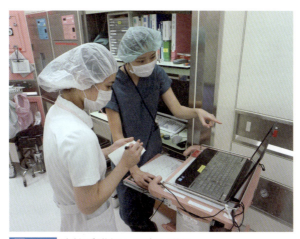

図 2-61 病棟看護師への申し送り

　手術室から病室への患者の移送は，主治医（外科医）と病棟看護師が行う．
※**術後回復室**（post anesthetic care unit；PACU）
　麻酔から覚醒したら，病棟ではなく術後回復室へ移動する施設もある．術後回復室では，麻酔覚醒直後の患者の状態を観察，及び評価して術直後に起きる問題に対応する．

## シバリング(ふるえ)

### シバリングとは?[2]

　シバリングは末梢温が中枢温より低いときに体温を上昇させようとする熱産生反応であり,麻酔覚醒後に生じます.シバリングの発生機序は2種類あります.①体温調節性シバリングと②非体温調節性シバリングです.①は覚醒に伴いシバリングの閾値が元に戻り,中枢温との差が生じるためです.②は裸の状態で長時間,室温の低い手術室に曝されていたためです.

### 予防するためには?

　術中の体温低下を極力抑えることが重要です.そのため,手術直前に病棟で適切な加温を行うプレウォーミングを導入する施設もあります.手術室では,患者が入室する前に室温を高めに設定し,患者の肌が直接触れる手術用ベッドやタオルケットを温風式加温装置で温めておきます.術中にも温風式加温装置を使用しますが,術式に合わせて体の下に引くアンダータイプ(図2-62)や上半身タイプ,下半身タイプなどのブランケットを使い分ける必要があります.輸液は,あらかじめ保温庫に入れてある温かい輸液を使用し,輸液加温装置(図2-63)で輸液を加温します.マグネシウム含輸液製剤を使用することや,疼痛管理で予防できる可能性もあります.

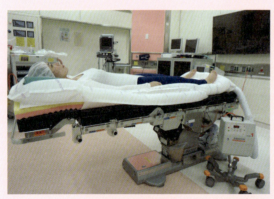

**図2-62** アンダータイプのブランケット

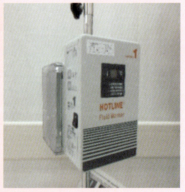

**図2-63** 輸液加温装置

### シバリングが起こったら?

① 低体温に関しては,積極的に全身を加温し復温を促す(図2-64).
② 酸素消費量の増加を招くため,高濃度の酸素投与を行う.
③ 疼痛が原因の場合は,鎮痛薬を追加投与する.

※高齢者では,シバリングによる酸素消費量の増加で,心筋虚血を誘発するおそれがあるため,特に注意する必要があります.

第2章 手術室における看護

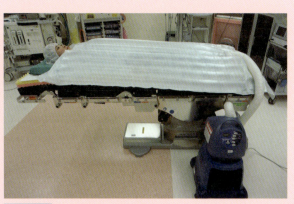

図 2-64 全身用のブランケット

 文献

1) 横山武志, 他：若い医師のための麻酔科学. 第3版, ベクトル・コア. p.210, 2014.
2) 廣瀬宗孝, 他：6日間で覚える！ 麻酔の流れに沿って覚える！ 執刀前・中・後の合併症先読みスクール. オペナーシング, 29（7）：55  2014.

第3章

# 術中の看護過程の展開

## ❶ 事例

### (1) 患者紹介

**患者**：A さん，65 歳，男性

**診断名**：胃腫瘍

**予定手術**：胃切除術

**既往歴**：22 歳のとき虫垂炎にて手術を施行．40 歳代で高血圧（HT）と糖尿病（DM）を指摘されるが治療せず．

**喫煙歴**：なし

**家族構成**：1 人暮らし（未婚）

**性格**：几帳面，明朗

**趣味**：散歩，読書

**現病歴**：平成 28 年 4 月ころより，起床時に心窩部の不快感があり近医を受診した．胃内視鏡検査を施行し，生検の結果異常が認められたため，当院を紹介されて，手術目的にて入院となる．

**手術に対する患者の理解**：早期胃癌であるとの説明を了解し病気を受け止めている．手術による治療（胃の 2/3 切除）について絵を描いて医師より説明されており，よく理解している．

### (2) 術前検査データ結果と他の情報 （図 3-1，図 3-2）

・呼吸器・循環器系，血液一般，感染症については問題なし．

・皮膚発赤のリスクスコア C-11 点と問題なし．

手術時間は 4 時間と長く，また血液検査にて TP5.8 と少し低いため皮膚の発赤に注意する．

・既往歴に HT，DM とあるが入院時の検査においては問題なし．しかし麻酔侵襲に伴う変動が予測されるため，術前・術中・術後の血圧と血糖値に注意する．

・手術に対する理解力あり（協力的）

66

**麻酔・手術申し込み及び決定表**　　申し込み　〇〇年　〇月　〇日

| 科名 | 外科 | | 病棟 | | 号室 |
|---|---|---|---|---|---|

| 氏名　A | | 65　歳 | (男)・女 | 受持医　〇〇 | 執刀医　〇〇 |
|---|---|---|---|---|---|

| 診断名　胃腫瘍 | 手術希望日　　月　　日　　曜日　　(午前)・午後 |
|---|---|
| 手術名　胃切除術 | 希望手術室　　1. 2. 3. 4. 5. 6. 7. 8. 9. 10. 11. 12. 13. |
| 手術所要時間　　約　4　時間　　分 | 決定日時　　〇月　〇日　〇曜日　　午前・午後9：00<br>手術室　　コントロールサイン　〇〇 |
| 腫瘍部・植皮，採皮部の位置，大きさ | 術後　　ICU　　(病棟) |
| 紹介者　　院内教職員・家族 | 術中レントゲン　　有・(無) |

麻酔科医が手術室外へ出張するのか否か，及び出張する場所を〇で囲んで下さい．
　　出張する・出張しない（麻酔のみ）場所〔ライナック・X線室・心カテ室・内視鏡・その他（　　　　　）〕

| **希望麻酔** | (全麻)　　NLA　　腰麻　　(硬膜外)　　ブロック　　局麻 |
|---|---|
| **感染症** | HB抗原 +(−)（S・E・C・倍）　梅毒 +(−)　結核 +(−)　MRSA +(−)　HIV +(−)　HCV +(−) |
| **手術体位** | (仰臥位)　側臥位（左・右）　腹臥位　砕石位　坐位　ジャックナイフ |

| 体重　64 kg | 身長　168 cm | 呼吸数　／分 | 脈拍数　／分 | 血圧　／ | 体温　℃ |
|---|---|---|---|---|---|

| 血液型　A　B　(O)　AB　Rh (+)・− | 赤血球数 446×10⁴ | 白血球数　6,600 | 血小板 19.7×10⁴ |
|---|---|---|---|

| Hb　15.0 g/dL | Ht　43.8 % | 出血時間　分　秒 | PT　秒 | APTT　秒 |
|---|---|---|---|---|

| | | | | |
|---|---|---|---|---|
| • ECG所見<br>　Sinus*<br><br>• 呼吸機能<br>　% FEV₁ 75.9<br>　% VC 140 | • X-P所見 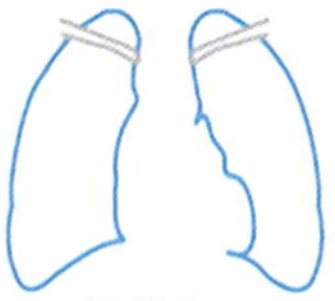<br><br>異常なし<br>CRT（50%）<br><br>• CT所見<br>Antrumの大湾彎側<br>gastric ca.**<br><br>• ファイバー所見<br>Group V<br>深透度 M1 | • アレルギー<br>薬剤　　（+・−）<br>食物　　（+・−）<br><br>• 皮膚の状態<br><br>• 機能障害<br>運動障害　（+・−）<br>開口障害　（+・−）<br>義歯　　　（+・−）<br>歯のぐらつき<br>　　　　　（+・−）<br>難聴　　　（+・−）<br>視力障害　（+・−）<br>近・乱・(老)<br>酒　　　　/day<br>タバコ　0本/day<br>（　　年間）<br>薬剤テスト　(済) | DM　　　（+・−）<br>BS　　127mg/dL<br>内服・注射<br>　　　　なし<br>高血圧　　（+・−）<br><br>BP　　138/72<br>内服　　　なし<br><br>心疾患　（+・−）<br>内服<br><br><br>喘息　　（+・−）<br>最終発作<br>内服 | • 既往歴<br>22歳. Appeにて<br>　　　Ope<br><br>40歳. HT ｝現在<br>　　　DM ｝治療<br>　　　　　　なし |
| WBC<br>RBC<br>Hb<br>Ht<br>Pl<br>TP<br>BUN<br>Cr<br>GOT<br>GPT<br>Na<br>K | | | | |
| Cl<br>CRP<br>CPK<br>PT<br>APTT | • 病棟問題<br>　特になし<br><br>尿中ケトン（−）尿中潜血（−） | | • 情報　Ptの印象，ムンテラ (済)・未）<br>明瞭<br>理解力あり，しっかりしている | |

日本大学医学部附属板橋病院

\* Sinus…Sinus rhythm：洞（性）リズム＝正常な心調律
\*\* antrumの大彎側 gastric ca.…前庭部の大彎側に胃癌

**図3-1**　Aさんの麻酔・手術申し込み及び決定表

(術中の看護過程の展開)

| 手術予定時間 | |
|---|---|
| 3 | 1h 未満 |
| 2 | 1〜3h |
| ① | 3〜5h |
| 0 | 5h 以上 |

| 体型 | |
|---|---|
| ② | 普通 |
| 1 | やや痩せ型 |
| 0 | 痩せ型・肥満型 |

| 栄養状態 | |
|---|---|
| 3 | 非常に良好 |
| ② | 良好 |
| 1 | やや不良 |
| 0 | 不良 |

| 皮膚の湿潤度 | |
|---|---|
| ③ | めったに湿っていない |
| 2 | 時々湿っている |
| 1 | たいてい湿っている |
| 0 | 常に湿っている |

| アレルギー | |
|---|---|
| ① | 無 |
| 0 | 有（アトピーなど） |

| 皮膚の強さ | |
|---|---|
| 絆創膏や消毒液にかぶれた事がある？ | |
| 0 | YES |
| ② | NO |

判定スコア C-11 点 →
判定内容（数字が高いほど患者の状態良好）
A　0〜4　すべて要対策
B　5〜7　要観察
C　8〜12　すべて要注意（場合によっては対策を！）

**図 3-2**　A さんの術前訪問皮膚発赤のリスクスコア

### (3) 手術内容と術中経過

◆**手術内容**（図 3-3, 図 3-4）

**手術時間**：開始 9 時 30 分，終了 12 時 12 分

**所用時間**：2 時間 42 分

**麻酔の種類**：吸入麻酔（AOS*）＋持続的硬膜外麻酔
　　　　　　＊A：空気，O：$O_2$（酸素），S：sevoflurane（セボフルラン）

**麻酔時間**：3 時間 40 分

**手術内容**：幽門側胃切除術

**出血量**：195mL

**尿量**：285mL

**輸液量**：2,180mL

**輸血量**：0mL

◆**術中経過**

術中の経過を表 3-1 に示した．

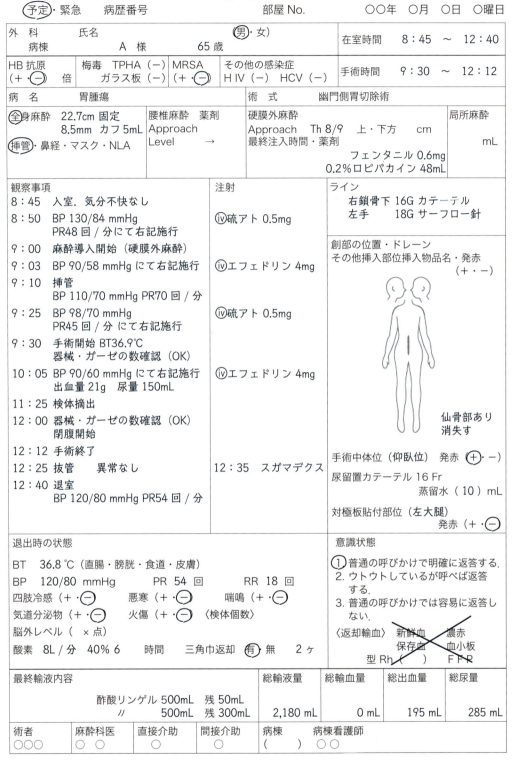

図 3-3 Aさんの手術室看護記録

(術中の看護過程の展開)

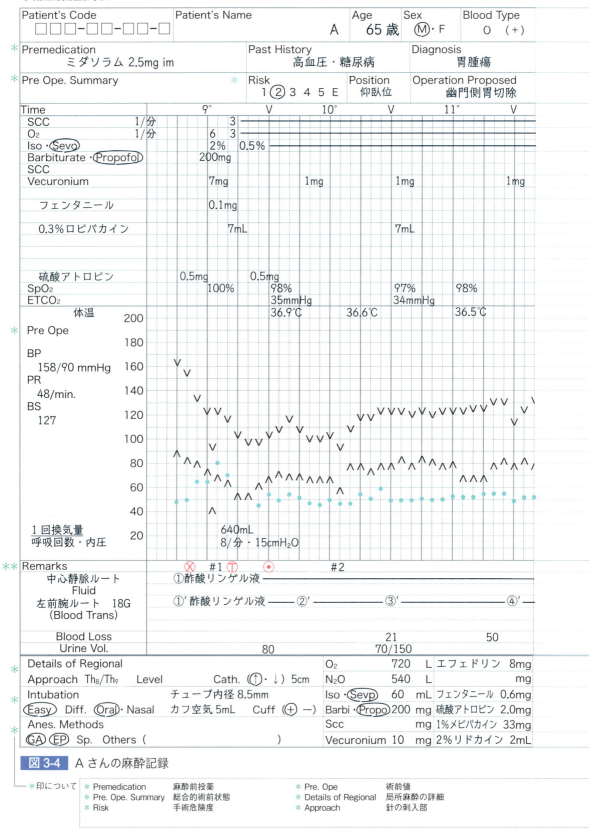

図 3-4 Aさんの麻酔記録

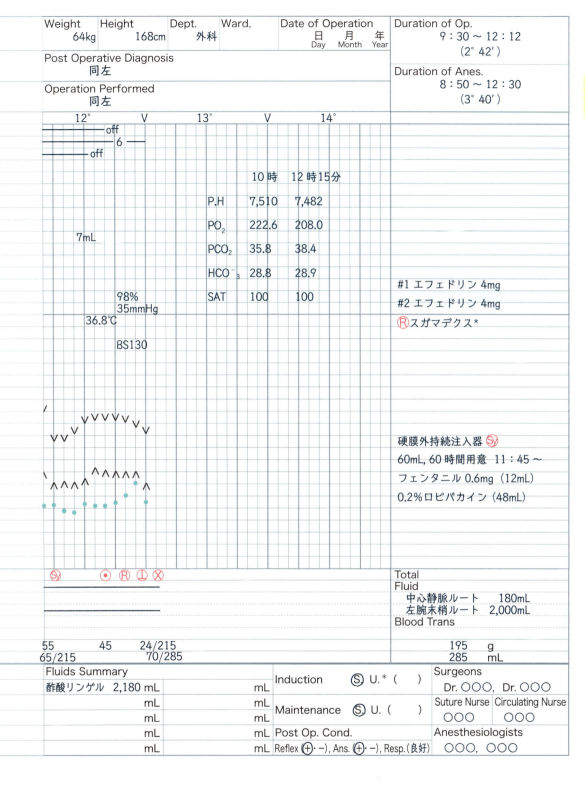

（術中の看護過程の展開）

## 表3-1 術中経過

| 時刻 | 内容 |
|---|---|
| 8：45 | ・手術室入室，気分不快なし<br>・サインイン実施 |
| 8：50 | ・PR 48回/分のため硫酸アトロピン0.5mgを静脈注射（iv）する<br>・BP 130/84mmHg，その後，PR 60～62回/分と変化した |
| 9：00 | ・硬膜外麻酔開始 |
| 9：03 | ・BP 90/58mmHgに下降したためエフェドリン® 4mg ivする |
| 9：10 | ・気管内挿管開始<br>・BP 110/70mmHg，PR 70回/分 |
| 9：25 | ・BP 98/70mmHg，PR 45回/分のため硫酸アトロピン0.5mg ivする |
| 9：30 | ・タイムアウト実施<br>・手術開始<br>・BP 100/70mmHg，PR 54回/分<br>・BT36.9℃，$SpO_2$ 98%<br>・器械・ガーゼの数の確認 |
| 10：05 | ・開腹後BP 90/60mmHgに下降したため，エフェドリン® 4mg ivする<br>・出血量21g，尿量150mL，その他BT，$SpO_2$ 異常なし<br>・以後バイタルサインは安定し，手術を継続する |
| 11：25 | ・検体摘出 |
| 12：00 | ・器械・ガーゼの数の確認後，閉腹開始 |
| 12：12 | ・手術終了<br>・汚染シーツ除去，清拭施行<br>・仙骨部に軽度の発赤を認めたが，マッサージ・温湿布で発赤は消失<br>・保温に注意し，全身状態の観察をしながら麻酔の覚醒を待つ |
| 12：25 | ・抜管<br>・深呼吸指導，痰喀出の指導 |
| 12：40 | ・BP 120/80mmHg，PR 54回/分<br>・BT 36.8℃，$SpO_2$ 98%<br>・呼びかけに明確に返答あり<br>・サインアウト実施<br>・退室 |

サインインとは…患者，術者，麻酔科医，看護師で手術室に入室し，麻酔をかける前に行う安全確認で，患者氏名，手術部位マーキングの有無などを確認する．

サインアウトとは…術者，麻酔科医，看護師で手術終了直後，あるいは退室前に手術内容や器械・危険物のカウント状況，検体名と数，ドレーン留置部位と種類，その他，術後管理に関することを確認する．

| | チェック内容 | チェック | チェック内容 | チェック |
|---|---|---|---|---|
| 術前 | 1 シーツのしわ<br>2 発汗<br>3 皮膚異常（　　　　）<br>4 消毒薬の流れ込み<br>5 コード類による圧迫 | 有 ⓧ無<br>有 ⓧ無<br>有 ⓧ無<br>有 ⓧ無<br>有 ⓧ無 | 6 金属部分への皮膚接触<br>7 対極板の貼用と保護<br>8 保護用品の使用<br>　（使用部位を具体的に記入） | 有 ⓧ無<br>ⓧ有 無<br>ⓧ有 無 |
| 術前訪問時判定スコア　　　　C - 11　点 | | | | |
| 術中 | 1 術中ローテーションによる圧迫<br>2 術中の体位変換後観察している | 有 ⓧ無<br>ⓧ有 無 | ＊ 術中発赤の有無を観察しているか？ | ⓧ有 無 |
| 術後 | 1 皮膚の異常<br>　異常の原因<br>　（汚染, 体位変換, ローテーション,<br>　圧迫, 接触） | 有 ⓧ無 | ＊ 病棟への申し送り | ⓧ有 無 |

申し送り事項［発赤の程度 →ステージ 1 ＊］
☆リスクスコアが A グループの場合・・・使用した消毒液, 絆創膏を記載する

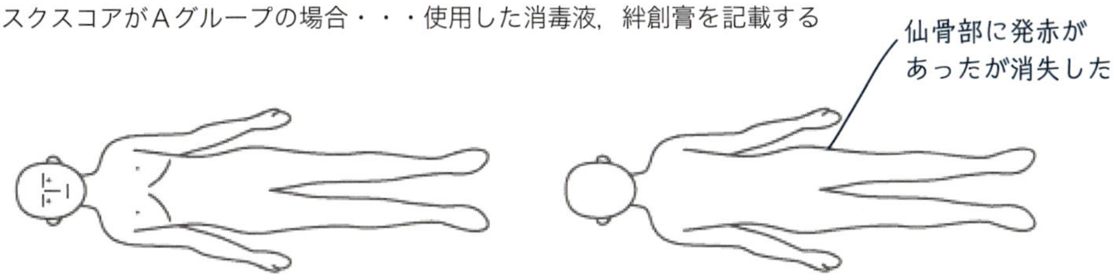

仙骨部に発赤が
あったが消失した

日本大学医学部附属板橋病院　中央手術室

＊ステージ 1：術直後に発赤を認めるが退室時までに消失するもの

**図 3-5** 手術当日自己チェック表

**表 3-2** 発赤の程度

| Stage | 発赤の状態 | 看護行為 |
|---|---|---|
| ステージ 1 | 術直後に発赤が認められるが, 退室時までに消失するもの | 看護記録に記載 |
| ステージ 2 | 術直後に発赤が認められ, 退室までに消失なし | 看護記録に記載し病棟看護師に申し送る |
| ステージ 3 | 発赤, 腫張, 硬結などを認め, ときに水疱形成がみられる | 術後訪問をし経過観察する |

（術中の看護過程の展開）

## 看護計画

### ➡ 胃切除術

| 経過 | アセスメント | 看護診断 | 目標 |
|---|---|---|---|
| 入院↓麻酔導入 | 1 手術に対しての緊張や不安，また高齢（65歳）であり，動脈壁の弾力の低下や末梢血管抵抗が増大することによる血圧上昇がある | #1 緊張，不安，高血圧の既往より，血圧の変動を生じる可能性 | #1 緊張がやわらぎ血圧が140～70mmHgの範囲を保つ |
| | 2 挿管時の刺激により，喉頭痙攣が起きる可能性がある | #2 挿管時の刺激により血圧の変動や喉頭痙攣が起きる可能性 | #2 喉頭痙攣が起きない |
| 術中 | 1 DM合併および手術の侵襲によりカテコールアミン・コルチゾール分泌の上昇による血糖値の上昇が生じやすい（術前BS値127） | #1 血糖値が上昇する可能性 | #1 血糖値が70～140mg/dLの範囲にある |
| | 2 高齢であり，皮下脂肪・皮膚血流量の低下があり，血液データによりTP5.8と低い．手術時間が4時間と長く体位変換ができないため圧迫部位に発赤をつくることが考えられる | #2 皮膚結合組織の脆弱性がある | #2 発赤をつくらない |
| | 3 麻酔の影響，手術による循環血液量減少で血圧の変動を生じる | #3 循環動態の変動を起こしやすい | #3 安定した循環動態を保つ |

| | 具体策 | 評価の視点 |
|---|---|---|
| P1 | ①処置施行時は患者に説明と言葉をかけながら行う<br>②麻酔導入まではできるだけ側につき緊張を和らげる<br>③不必要な露出は避ける<br>④室温 26 〜 28℃に調節<br>⑤入室時よりバイタルサイン測定<br>⑥必要時降圧剤の準備 | ①言葉をかけたときの反応（多弁，無口）や表情，言動を術前訪問時と比較<br>②全身状態の観察<br>　皮膚の色，四肢冷感の有無<br>　通常の血圧値と比較<br>③プレイメディケーションの効果はどうか |
| P2 | ①吸引の準備<br>②バイタルサイン測定<br>③ $SpO_2$ チェック<br>④胸隔運動の有無の観察<br>　呼吸音のチェック<br>　キシロカイン®スプレー・筋弛緩薬の準備 | ① $SpO_2$ の基準値 98 〜 100%<br>　チアノーゼを目で認識できるのは 70%以下になったとき<br>②笛声音・喘鳴の有無<br>③発生時どのように対処したか |
| P1 | ①術前の血糖値・コントロール方法の把握<br>②高血糖・低血糖症状の観察<br>③術中に血糖測定する<br>④血液ガス・電解質データの把握<br>⑤インスリンなど薬剤の準備<br>⑥インスリン使用後，低血糖症状に注意して観察する | ①術中の血糖値を把握し，どのように対処したか<br>②高血糖・低血糖症状の有無 |
| P2 | ①入室時，退室時に皮膚の観察をする<br>②圧迫部位にフローテーションパッドを用いて減圧する<br>③体位固定時コード類が体の下に入らないよう注意する<br>④患者の関節可動域を考慮するとともに両上肢が 90 度以上にならないように固定する<br>⑤手台と手術台との段差をなくす<br>⑥１時間ことに圧迫部位の観察をする | ①手術前と術後の皮膚の状態観察<br>　(p.73，図 3-5，表 3-2)<br>②発赤が生じたときは部位，程度，対処をどのようにしたか<br>③両上肢のしびれ感の有無<br>④仰臥位による圧迫部位の発赤の有無<br>　後頭部，肩甲骨，肘関節，仙骨，踵骨 |
| P3 | ①各モニターの観察（ECG，血圧，脈拍，体温，$SpO_2$）<br>②出血量測定（吸引量を含む）<br>　ガーゼは乾く前に測定する<br>③尿量測定（１時間ごと）<br>　性状，流出状態の観察<br>④皮膚・爪の色<br>⑤輸液の管理<br>⑥輸血の準備（施行時副作用の観察）<br>⑦検査データの把握 | ①水分出納バランスのチェック<br>②成人では 50 〜 100g 以下を目安に報告<br>③尿量の目安 1 〜 1.5mL/kg/ 時<br>④術中の血圧の変化はどうであったか<br>⑤薬剤を使用しての血圧コントロールであったのか<br>＊出血量が循環血液量の 10 〜 15%を超えると輸血の目安となる<br>　成人の循環血液量は 75mL/kg である |

（術中の看護過程の展開）

| 経過 | アセスメント | 看護診断 | 目標 |
|---|---|---|---|
| 術中 | 4 高齢であること，開腹手術で術野が大きく，不感蒸泄が多いこと，ゆえに熱の喪失が大きく，体温低下を生じる | #4 広範囲の開腹による低体温を生じるリスク状態 | #4 体温を36～37℃台に維持する |
| | 5 高齢の癌患者であり，深部静脈血栓症（DVT）発生の高リスクレベルである | #5 高齢で筋力低下によるDVT発生の高リスク状態 | #5 DVTの発生を予防する |
| 術直後 | 1 高齢であり呼吸機能・咳嗽反射・気道反射の低下があるため，気道分泌物の喀出困難による肺炎の原因につながる（術前%VC140，%FEV$_1$75.9） | #1 呼吸機能低下による無気肺，肺炎を起こす可能性 | #1 肺炎を起こさない<br>#1-① 痰を喀出することができない |
| | 2 術野の露出や術中の血液，滲出液等による皮膚やシーツの汚染により体温低下を生じる | #2 術中・術後の出血による低体温を生じるリスク状態 | #2 体温を36～37℃台に維持する |

| 具体策 | 評価の視点 |
|---|---|
| P4 ①環境温の調節（26〜28℃）<br>②体温管理モニターで観察する<br>③手術用ベッドをブランケット，ウォームタッチなどにより保温する<br>④皮膚の露出を最小限とする<br>⑤四肢冷感・チアノーゼの有無（四肢をオルテックス・シルバートーク*で包む）<br>⑥必要時輸液の加温<br>⑦保温の看護用具の準備（湯たんぽ・毛布など）<br>⑧術後ベッドの保温<br>＊オルテックス・シルバートークとは，綿状の保温材・ラップ状の断熱材 | ①体温管理モニターにて注意深く観察し体温調節する<br>　直腸温 36.5〜37.5℃<br>②四肢冷感・チアノーゼの有無 |
| P5 ①弾性ストッキングの着用と間欠的空気圧迫法のフットポンプの継続<br>②下腿の静脈にそった発赤・腫脹・疼痛の有無を観察<br>③下垂足（内反尖足），足関節背屈不能などの運動麻痺を観察<br>④下腿外側背側，第二中足骨周辺部の知覚異常を観察 | ① DVT の有無<br>②間欠的空気圧迫法（フットポンプ）の継続 |
| P1 ①抜管後口腔内に分泌物がないか確認し，吸引や痰喀出を促す<br>②喀痰の量・性状<br>③呼吸状態（数，リズム）<br>④肺雑音・喘鳴の有無を確認<br>⑤深呼吸を促す（定期的に）<br>⑥吸引・酸素の準備<br>⑦舌根沈下・胸郭の動きの観察<br>⑧呼名反応の有無・程度，嚥下反射などの観察<br>⑨誤嚥・窒息予防 | ①入室時の肺雑音・喘鳴を聴取し，抜管時との違いを比較<br>②気道分泌物の量はどうか<br>③術中の $SpO_2$ の経過はどうか<br>④抜管後の呼吸の状態はどうか |
| P2 ①皮膚の露出を最小限にする<br>②蒸しタオルで汚染部位を拭く<br>③汚染シーツの交換<br>④環境温の調節（26〜28℃）<br>⑤体温管理モニターで観察する<br>⑥ブランケット，ウォームタッチなどによって保温する<br>⑦四肢冷感・チアノーゼの有無<br>⑧保温の看護用具の準備（湯たんぽ・毛布など）<br>⑨術後ベッドの保温 | ①体温管理モニターにて注意深く観察する<br>　直腸温 36〜37℃<br>②四肢冷感・チアノーゼ・悪寒の有無 |

第3章 術中の看護過程の展開

（術中の看護過程の展開）

# ❷ 評価

## （1）入室〜麻酔導入まで

### 〔看護目標＃1，＃2に対して〕

P1 ①〜⑥，P2 ①〜④実施

入室時は少し緊張している様子であったが，麻酔導入まで言葉をかけ続け，側についていることができたので，緊張の軽減に役立ったと思える．

麻酔導入までの時間は約25分と短く，挿管時の異常は生じなかった．

## （2）術中

### 〔看護目標＃1に対して〕

P1 ①②④実施

術前の血糖値は127であり，高血糖・低血糖症状を観察した．術前，術中は問題なく経過した．術直後の血糖値は130であり，術前の値と比べて大きな変動はない．

### 〔看護目標＃2に対して〕

P2 ①〜⑦実施

術前訪問時の皮膚発赤のリスクスコアはC-11と判定（異常なし）．

術直後，仙骨部に軽度の発赤がみられたがマッサージにより退室までには消失した．

（術後発赤の程度はステージ1）

フローテーションパッドとマッサージによる効果がみられた．

### 〔看護目標＃3に対して〕

P3 ①〜⑤⑦実施

術中出血量，尿量，吸引量，体温チェックを30分〜1時間ごとに行い，麻酔科医に報告した．

挿管後にフェンタニール®，エフェドリン®，硫酸アトロピンなどの使用により，バイタルサインは安定していた．

### 〔看護目標＃4に対して〕

P4 ①〜⑤⑧実施

入室前より室温を27℃に設定した．

手術台上にブランケットを敷き，38℃を保ったところ，術中体温は，36.7℃台にて経過した．

### 〔看護目標＃5に対して〕

P5 ①②実施

術中は運動麻痺や知覚異常などの反応を確認できないが，静脈にそった発赤・腫脹は出現していない．5Pの①〜④はすべて術後の看護にも継続して実施と観察を行う．

## (3) 術後

### 〔看護目標＃1に対して〕

P1 ①～⑨実施

術前，術後に肺雑音なし．

術中，術後に分泌物の吸引を行った．分泌量は少なくスムーズに抜管できた．呼吸音は良好．

深呼吸の指導，喀痰喀出の指導を行い，定期的な実施を促した．

### 〔看護目標＃2に対して〕

P2 ①～⑨実施

術中体温は，36.7℃台にて経過した．術直後，汚染シーツの交換と蒸しタオルによる清拭を実施した．

室温を27℃に設定した．ブランケットは38℃で保温したところ，術直後の体温は36.8℃台にて経過した．

## 第4章

# 手術および麻酔侵襲と生体反応

## 1 恒常性を保つための生体反応

### OBJECTIVES

1 手術および麻酔侵襲による神経・内分泌系反応について理解し，術中・術後の症状と結びつけて考えることができる
2 手術および麻酔侵襲時の外科的糖尿病（surgical diabetes）の状態について理解する
3 手術による組織損傷の修復を促進するための代謝系反応について理解し，術後の症状と結びつけて考えることができる
4 Moore の理論に基づいた術後患者の回復経過を理解する
5 手術時の水分・電解質バランスに対する輸液管理について理解する

　外界からの刺激（stressor）に対して生体は，非特異的反応（ある特異的な刺激の種類に反応するのではなく，どのような種類の刺激に対しても反応すること）を示す．すなわち手術による侵襲をはじめとして，事故による外傷や広範囲熱傷など，その侵襲の大小によって反応の程度は異なるが，生体の恒常性（homeostasis）を維持・回復するために，一連の反応を示す．これは生き延びるための防御反応であり，「生きるために必要な優先順位の高い臓器の機能を維持するために，優先順位の低い臓器を犠牲にする反応」でもある．

　例えば，出血時の乏尿の発症は，腎機能を犠牲にして循環血液量を維持する生体反応である．また，侵襲後の体蛋白の異化亢進は，筋肉を犠牲にしてエネルギーを確保すること，および創傷治癒に必要なアミノ酸を確保する生体反応なのである（表 4-1）．

　このように大きな侵襲を受けた場合には，生体防御反応が高まり，この防御反応が高まるほど，生体破壊の危険性も高まるという両側面を有している．したがって手術侵襲の程度と患者の体力・予備能との関係を正しく評価することが重要である．特に，高齢者は各種臓器の予備能が低下しており，低栄養や脱水，貧血などを有している者も多いので注意を要する．

| 表 4-1 | 恒常性を保つための生体反応 | | |
|---|---|---|---|
| **生体反応** | **反応時期** | **目的** | |
| 神経・内分泌系反応 | 手術直後 | ①細胞外液量の維持（血液量の維持）<br>②循環血液量の維持（血圧の維持） | |
| 炎症反応‒免疫系反応 | 手術直後 | サイトカイン（cytokine）を中心とする情報伝達<br>物質（メディエーター）による全身への情報伝達 | |
| 代謝系反応 | 手術 2 ～ 3 日後 | 損傷修復のためのエネルギー供給 | |

表 4-2 侵襲と神経内分泌系ホルモン

| **侵襲時に分泌が亢進し生体反応を生じさせる** | **分泌不変・低下させる** |
|---|---|
| • カテコールアミン（アドレナリン，ノルアドレナリン）<br>• 副腎皮質刺激ホルモン（ACTH）　• コルチゾール<br>• 抗利尿ホルモン（ADH）　• 成長ホルモン（GH）<br>• レニン　• アンジオテンシン<br>• アルドステロン　• グルカゴン | • インスリン<br>• 甲状腺ホルモン<br>• 甲状腺刺激ホルモン（TSH）<br>• 性ホルモン |

（道又元裕編著：重症患者の全身管理　生体侵襲から病態と看護ケアが見える. p.13　日総研, 2009. を参考に作成）

　以上，これらの過剰な生体反応を抑えることが術後管理の主目的となる．さらに，生体反応を引き起こす炎症性情報伝達物質（メディエーター mediator）を制御して，各種臓器不全の発生を予防することも重要な術後管理の目的である．

# ❶ 神経・内分泌系反応

　神経・内分泌系反応にかかわる主なホルモンを表 4-2 に示した．手術侵襲のなかでも特に，「疼痛」と「出血やサードスペース（third space）への細胞外液の移動による循環血液量不足」などの侵襲刺激が加わると，その刺激が神経系を介して，種々の内分泌ホルモンの分泌を亢進，変わらないあるいは低下させている．すなわち「疼痛」や「循環血液量の減少」は，神経・内分泌系反応のトリガー（引金，trigger）となっている．亢進するホルモンをストレスホルモン（あるいは異化ホルモン）と呼んでおり，カテコールアミン（アドレナリン，ノルアドレナリン）がその代表である．

　表 4-1 に示したように，手術侵襲による生体反応のなかで，神経・内分泌系反応は最も反応が早い．系統的には次の 3 つに分けることができる．①視床下部・下垂体・副腎・交感神経系，②腎・副腎皮質系，③膵島系である（図 4-1）．

1 恒常性を保つための生体反応

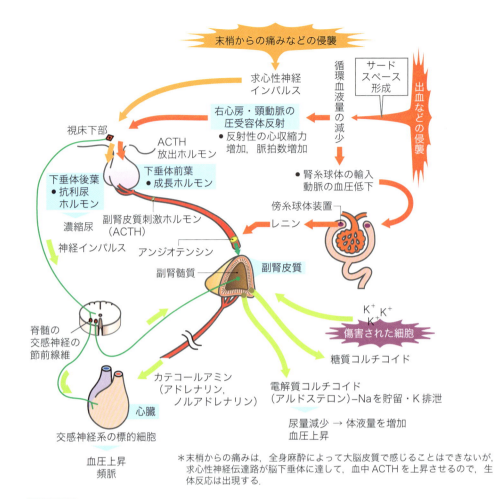

**図 4-1** 手術侵襲による神経・内分泌系反応

> **PLUS ONE**
>
> ### サードスペース（third space）とは何か
>
> 　例えば，幽門側胃切除術を受ける患者の場合であれば，胃を取り囲む動脈の処置時や胃切除時には十二指腸を挙上したり鉗子で挟んだりする操作が必要です．また，リンパ節郭清時には，横行結腸を持って大網付着部を切離するなど，消化管や大網，結腸間膜などを牽引したり擦過したり切断したりといった手術操作が必要です．このような操作によって，「血管壁の破壊」や「血管の透過性が亢進」し，水分やナトリウムが"細胞・組織間隙"へ移行して形成された腫脹が，サードスペースです．ゆえにサードスペースに貯留した体液は，体内にあるにもかかわらず有効な循環血液量としては使えません．手術侵襲が大きければ大きいほど，サードスペースに貯留する体液が増加するので，その分を見込んだ輸液量が必要となります．
>
> 　サードスペースに貯留した体液は，術後 2～3 日目ごろにはリンパ系を介して血管内に戻り，尿として排泄されますので，この時期には尿量が増加します．

## （1）視床下部・下垂体・副腎・交感神経系

### A 視床下部・交感神経・副腎髄質系

手術侵襲は，求心性インパルスによって視床下部（hypothalamus）に到達し，交感神経中枢のカテコールアミン分泌支配神経細胞を刺激する．その刺激による神経インパルスは，脊髄の交感神経の節前線維を経て，副腎髄質からカテコールアミン（アドレナリン，ノルアドレナリン）を分泌する．このカテコールアミンは，重要臓器の血液を保持するという生体の恒常性に大きな役割を果たす．

→すなわち，末梢血管の収縮を促進し，心収縮力や心拍数を増加して循環血液量を維持しようとする反応である（手術直後からの血圧上昇，頻脈の出現）．

→さらに，カテコールアミンはインスリンと拮抗して，肝臓からグルコースを放出させ，末梢でのグルコース利用を抑制して血糖を上昇させるという反応も起こす．

### B 視床下部・下垂体・副腎皮質系

また，下垂体（pituitary）前葉から，副腎皮質刺激ホルモン（ACTH）を分泌させる．ACTHは副腎皮質を刺激して，糖質コルチコイド（代表はコルチゾール）と電解質コルチコイド（代表はアルドステロン）を分泌させる．

一方，傷害された細胞からはカリウムが放出（カリウムは細胞内に存在するので）される．増加したカリウムは，副腎皮質に作用してアルドステロンの分泌を増加させる．

→コルチゾールは，主に糖の新生を亢進する

→アルドステロンは，腎臓の遠位尿細管に作用してナトリウムと水を再吸収し，体液量を増加させる．また，それに伴ってカリウムの排出を促進する（尿量減少，尿中ナトリウムの減少，血圧上昇，尿中カリウムの増加が出現）．

### C 視床下部・下垂体系

さらに，下垂体前葉から成長ホルモン，下垂体後葉から抗利尿ホルモン（antidiuretic hormone；ADH = arginine vasopressin）が分泌される．

→成長ホルモンは，蛋白・糖・脂質・電解質・コラーゲン・骨などの代謝にかかわっており，低血糖や精神的・身体的ストレスなどによって値が上昇する．

→抗利尿ホルモンは，有効循環血液量の減少時に分泌が促進され，尿量を抑えて，濃縮尿とする．

## （2）腎・副腎皮質系

損傷部位からの出血やサードスペースの形成によって循環血液量が減少すると，腎糸球体輸入動脈の血圧が低下し，傍糸球体装置からレニンが分泌される．レニンにより活性化された血液中のアンジオテンシンに刺激されてアルドステロンが分泌される．

→アルドステロンは上述したように，尿量減少，尿中ナトリウムの減少，血圧上昇，尿中カリウムの増加に関与する．

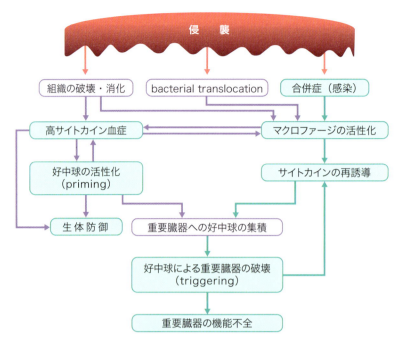

図 4-2 侵襲による重要臓器機能不全の発生機序

### (3) 膵 (Langerhans) 島系

カテコールアミンの影響を受け，手術侵襲後の数時間はインスリン分泌が抑制される．しかし血中のグルコース濃度が上昇するとインスリン分泌は亢進する．

## ❷ サイトカイン (cytokine) による生体反応

サイトカインとは，単球，マクロファージ，リンパ球，好中球，血管内皮細胞，線維芽細胞など，多数の細胞で産生される情報伝達物質の1つである．複雑な相互作用の情報網はサイトカイン・ネットワークと呼ばれており，組織の損傷に対して早期に反応し，免疫や炎症を調整する．微量調整が可能であり，生体の恒常性の維持に関与するが，侵襲が大きいほど血中のサイトカインレベルが高いことが明らかになっており，大量の場合には播種性血管内血液凝固 (disseminated intravascular coagulation；DIC) や多臓器不全 (multiple organ failure；MOF) などの病態を引き起こす．図 4-2 に侵襲による重要臓器機能不全の発生機序を示した．

損傷部位から微生物が体内に侵入した場合，マクロファージがその侵入物を感知し，サイトカインを分泌して情報を伝達する．サイトカインのなかでも，炎症性サイトカインと呼ばれる IL-1 (interleukin-1) と TNF-α (tumor necrosis factor) は，血管内皮細胞の接着分子を亢進させて白血球の接着を強める．また IL-8 (interleukin-8) は，異物の貪食と殺菌作

用をもつ好中球を集める好中球走化性因子であり，かつ血管新生因子でもある．IL-1とIL-6は，急性期反応を媒介する重要なサイトカインであり，発熱や肝臓での急性相蛋白合成を促進する（図4-3）．

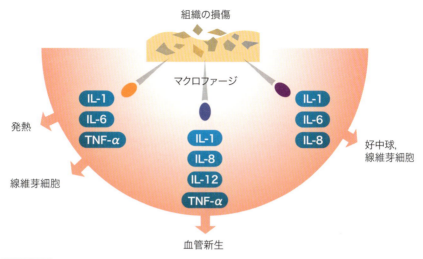

図4-3 サイトカインと生体反応

> **PLUS ONE**
>
> **全身性炎症反応症候群（systemic inflammatory response syndrome；SIRS）とは**
>
> 全身性炎症反応症候群すなわちSIRSとは，体温・心拍数・呼吸数・白血球数のうち2項目以上で異常値が認められる炎症反応のことです．
> 以下のうち2項目以上を満たすときSIRSと診断します．
> (1) 体温：＜36℃，または＞38℃
> (2) 心拍数：90回以上/分
> (3) 呼吸数：20回/分以上または$PaCO_2$＜32mmHg
> (4) 白血球数：12,000/mm$^3$以上か，4,000/mm$^3$以下，または10％以上の幼若球

1　恒常性を保つための生体反応

　さらにサイトカインは，神経・内分泌系反応にも影響を及ぼす．例えば IL-1 は，視床下部に働きかけて副腎皮質刺激ホルモン放出因子（corticotropin releasing factor；CRF）の産生を刺激し，かつ下垂体に作用して ACTH の産生を促進する．また，膵島に作用してインスリン分泌を抑制する．一方，TNF-α は，視床下部・下垂体・副腎系に影響を与える．

## ❸ 損傷の修復に関する代謝系反応

### （1）糖代謝

　侵襲時には，速やかな血糖上昇という生体反応が起こる．これは「脳への十分なエネルギー供給」と「損傷した組織への修復エネルギー供給」，および血管内浸透圧を上昇させて組織間液を血管内へ移動させることによる「循環血液量の回復」を目的とした反応である．
　血糖上昇に関与するホルモンは，脳下垂体前葉から分泌される① ACTH，②成長ホルモン，③グルカゴン（ただし，膵臓からの分泌の方が多い）の３つと，副腎髄質から分泌されるカテコールアミン，そして膵臓から分泌されるグルカゴンであるが，メインは ACTH によって刺激された副腎皮質から分泌される糖質コルチコイドである．血糖値を低下させるホルモンであるインスリンは手術侵襲が加わった数時間はカテコールアミンの影響を受けて分泌が抑制されるので，上記のように血糖が上昇すると一過性に外科的糖尿病状態になる．通常は手術侵襲がおさまるとともに正常化するが，術前から糖尿病を合併しており，血糖コントロールが不十分であった場合は，創傷治療の遅れ・創部感染の増加・多臓器不全の助長や糖尿病性昏睡に陥る危険性がある．

### （2）脂質・蛋白代謝

　絶食状態が続くと，エネルギーを得て生命を維持するために体内に蓄積している脂肪を燃

**表4-3**　Moore の手術後の回復過程

| 相 | 状　態 | 術後時期 | 生体反応の特徴／主な症状* |
|---|---|---|---|
| 第１相 | 異化期<br>（急性傷害相） | 術後２〜４日間 | ・高血糖，水分貯留<br>・疼痛，無気力，腸蠕動停止，尿量減少，尿中NとKの増加，体重減少，発熱 |
| 第２相 | 異化〜同化期<br>（転換相） | 術後３〜５日に始まり１〜３日間続く | ・内分泌反応の正常化<br>・疼痛の軽減，周囲への関心，排ガス，利尿，尿中NとKの正常化，平熱 |
| 第３相 | 同化期<br>（回復相） | 術後６日から数週間 | ・組織の新生が始まるが蛋白質の利用は不十分<br>・バイタルサインの安定，消化吸収機能の正常化 |
| 第４相 | 脂肪蓄積期<br>（脂肪増加相） | 第３相後から数カ月 | ・筋肉の再生，脂肪組織の修復<br>・体重の増加 |

＊生体反応の特徴／主な症状の項目は，筆者が加筆

焼させることになるが，このとき同時に体蛋白，特に骨格筋組織の筋蛋白も消費される．このような蛋白分解のことを異化作用という．その結果，蛋白質はアミノ酸となり，グルコースすなわちブドウ糖に変換されて（糖新生）エネルギー源となる．

体蛋白が分解すると，細胞内に含まれていた窒素（N）とカリウム（K）が放出されるので，尿中の窒素排出量が異常に増加する．また，高カリウム血症となる．

肝臓ではアルブミンの産生が低下し，生体防御にかかわる急性相蛋白の1つであるC反応性蛋白などの産生が増加する．

## ❹ 手術侵襲に対する生体反応の経過

手術侵襲に対する生体反応の経過を考えるときに，1950年に提唱されたMooreの理論が今でも多く用いられている．Mooreは術後患者の回復過程を4相に分類している（表4-3）．ただし最近の麻酔における乳酸加リンゲル液*を主体とした術中・術後の輸液管理では，術後の無尿期，そして回復期における利尿期などという区別はつきにくくなってきている．このようにいくつかの注意は必要であるが，この理論は今なお有用だと思える．

*乳酸加リンゲル液＝生理食塩液の塩化ナトリウムを少し減らし，カリウム，カルシウムを加えたリンゲル液に，乳酸を加えたもの．

## ❺ 手術侵襲による生体反応と術中の輸液管理

### （1）術中の体液喪失と輸液管理

術中に失われる体液は，出血量と尿量のほかに，手術創からの水分蒸発がある．また，サードスペースへ移動する非機能的細胞外液は，体内にあるけれども有効活用できないものである．術中の輸液では，このようなすべての体液喪失を考慮する必要があり，基本的な輸液量が定められている（表4-4）．これによると不感蒸泄と尿量を補うための維持輸液の基本は，通常3～4mL/kg/hr（A）である．また，開腹手術時の術野からの水分蒸発や，サードスペースへ移動する水分量は開胸時よりもかなり多く，それらを補うための輸液量は，開腹術の場合10～15mL/kg/hr（B）である．ゆえに出血以外の術中輸液量は（A）＋（B）ということになる．

術中に使用される輸液は，乳酸加リンゲル液を中心とした細胞外液補充液（表4-5）である．生体は，手術侵襲を受けると循環血液量が減少し，末梢循環不全を増強して低酸素状態となる．そうするとミトコンドリアを介してのATP生成が低下し，嫌気性解糖系でエネルギーを得ることになり，アシドーシスに傾く．ゆえにアルカリ化剤として乳酸が加えられている．ただし，肝臓障害のある患者の場合は，肝臓で代謝される乳酸を使用しないで，筋肉でも代謝される酢酸加リンゲル液が使用される．

実際には，患者の循環動態や呼吸状態，血糖値，出血量，尿量などをモニタリングしながら輸液の量と種類を調整していく．

第3章の「術中の看護過程の展開」における手術記録を見ても理解できるように（p.69，図3-3参照），術中，水分排泄量より水分摂取量のほうがかなり多く，見かけ上はプラスバ

**表4-4** 基礎的術中輸液量

| ❶ 初期 1 時間 | $10 \sim 15mL/kg/hr$ | 末梢血管拡張<br>　→静脈環流減少に対応 |
|---|---|---|
| ❷ 維持 | ①基本：$3 \sim 4mL/kg/hr$<br><br>② sequestrated fluid *<br>　　　　　　┌・脳：$0mL/kg/hr$<br>　手術部位├・頸部・胸部・下腹部・四肢：$5 \sim 10mL/kg/hr$<br>　　　　　　└・上腹部：$10 \sim 15mL/kg/hr$<br>　　　　　　　　　　出血以外の術中輸液量は❶+❷ | 不感蒸泄増加<br>　→排泄に対応 |

（西　満正監修：術前・術中・術後管理．第 2 版，p.395，へるす出版，1993. を参考に作成）

* sequestrated fluid；体内の血管外へ失われる血液またはその液体成分
　基礎的術中輸液量の計算はあくまでも目安である．術中は少なくとも 1 時間毎に体液バランスのチェックがなされて，電解質・尿量などをみながら輸液状況が把握される．なお，腹腔鏡手術の場合は $3 \sim 5mL/kg/hr$ を目安として計算される．

**表4-5** 細胞外液補充剤

| 製品名 | $Na^+$<br>(mEq/L) | $K^+$<br>(mEq/L) | $Ca^{2+}$<br>(mEq/L) | $Cl^-$<br>(mEq/L) | lactate<br>(mEq/L) | 糖質<br>(g/dL) |
|---|---|---|---|---|---|---|
| 生理食塩液 | 154 | − | − | 154 | − | − |
| リンゲル液 | 147 | 4 | 5 | 156 | 28 | − |
| 乳酸加リンゲル液 | 130 | 4 | 3 | 109 | 28 | − |
| 酢酸加リンゲル液 | 131 | 4 | 3 | 110 | acetate | − |

ランスである．しかし，開腹術に伴う術野からの水分蒸発とサードスペースへ移動する水分量を考慮して計算すると，水分排泄量のほうが多くなりマイナスバランスだといえる．通常，術中は心肺に負荷をかけないためにドライバランス気味に管理される．

**術中の水分出納の計算**

**Q** 第3章に登場した胃切除術を受けたAさんの術中の水分出納を，計算してみましょう．

① Aさんの最終的な水分出納バランスは？
② Aさんの開腹術に伴う術野からの水分蒸発とサードスペースへ移動する水分量を考慮した水分バランスは？

**A** ①必要な情報：水分摂取量は2,180mL，水分排泄量は出血量195mL＋尿量285mL＝480mL

ゆえに，

2,180－480＝1,700mLのプラスバランス

②必要な情報（表4-4参照）：
・不感蒸泄と尿量を補うための輸液は，通常3～4mL/kg/hr
・開腹手術時の術野からの水分蒸発や，サードスペースへ移動する水分量を補うための輸液は，通常10～15mL/kg/hr
・Aさんの体重は64kg，手術時間は2時間40分，出血量は195mL

ゆえに，

(10＋3) mL × 64kg × 2.7hr ＝ 2,246mL

出血量195mLを加えた水分排泄量の合計は2,441mL

水分摂取量は2,180mLであり，水分排泄量の2,441mLを引くと261mLのマイナスバランス

第5章

# 術後看護の知識と技術

## 1 術後の全身管理 (postoperative nursing)

### OBJECTIVES

1 手術後の患者の全身管理について基本的な考え方を理解する
2 特に帰室直後から術後2時間までの患者に対する看護の要点を理解する
3 術後管理に必要な基本的技術（水分出納モニタリング，3点誘導心電図モニター，疼痛管理，血液・尿検査，X線検査）の方法や適用，注意点を理解する
4 手術室看護師による術後訪問について理解する

## ❶ 術後の全身管理の基本的な考え方

　手術は患者の身体に大きな侵襲を加える操作であり，患者は術前から術中にかけて大きな身体的・精神的ストレスにさらされる．術後は，麻酔からの覚醒や循環動態など，術中の急激な身体状況の変化が一応安定したことを確認する．その後患者は，手術室から病棟に帰室するが，手術室から退室したからといって状態が完全に安定したわけではない．したがって，術後の看護師の役割は，患者の身体的・精神的状態の観察やアセスメントを行い，それらの変化の早期発見に努めることで，患者が重篤な状態に陥る前に適切な援助を実施することである．さらに，回復の過程で変化していく患者や家族のニーズを把握し，その充足を支援することも重要な役割である．

　看護師の活動は，術後患者がICUや病室に到着した際に基本的なアセスメントを行い，帰室時点での問題と今後に予測される身体変化を判断することから始まる（表5-1）．そして，見いだされた問題に対しては看護援助を計画して実施し，予測される変化に対しては観察項目を計画に加える．術後には，重篤な状態の予防や早期発見，苦痛の緩和が第一であり，24時間にわたって患者を観察する看護師の役割と責任は非常に重大である．

# ② 帰室直後から術後 2 時間までの患者の看護

　術後患者の帰室時には，観察と援助を短時間にもれなく行う必要がある．術後患者は麻酔から全覚醒ないしは半覚醒し，循環動態が安定してから病棟へ帰室する．しかし，特に手術室から病室への移動直後は急激な変化を生じやすく，頻回の観察を行い異常の早期発見に努めなければならない．また，同時に深呼吸を促し体位の工夫をするなど，術後合併症と苦痛緩和に向けた援助を，帰室直後から実施することが重要である（図5-1）．

表 5-1　術後患者のアセスメント項目

| アセスメント項目 | 観察項目 | 検査・測定項目 |
|---|---|---|
| 呼吸状態 | ・呼吸<br>・肺音の聴診<br>・末梢酸素供給：皮膚の色・温度・チアノーゼ | 胸部 X 線検査<br>血液ガス分析<br>パルスオキシメーター |
| 循環状態 | ・血圧<br>・脈拍：数・緊張・不整脈<br>・循環血液量：頸動脈の怒張，体重<br>・末梢循環：皮膚の色・温度・湿潤 | 動脈圧測定<br>3 点誘導心電図モニター<br>中心静脈圧測定<br>ドップラー聴診 |
| 意識・覚醒状態 | ・意識レベル<br>・四肢の感覚・動き<br>・術後せん妄の有無 | せん妄スケール（p.158-162 参照） |
| 創部状態 | ・創，滲出液（出血） | |
| 消化管の状態 | ・悪心，嘔吐，腹部聴診，排ガス，排便 | 腹部 X 線検査 |
| 静脈ライン | ・挿入ライン：種類，数，挿入部位とその状態，開存または閉塞の状態<br>・輸液：注入液の残量，滴下速度 | |
| 各種チューブ<br>（例：尿管，輸液，硬膜外チューブなど） | ・挿入チューブ：種類，数，挿入部位とその状態，開存または閉塞の状態<br>・排出液（出血）：量，色，性状<br>・利尿薬への反応 | 吸引圧（低圧持続吸引器） |
| 体位 | ・呼吸（換気）を促す体位か？<br>・疼痛が軽減する体位か？ | |
| 疼痛状態 | ・痛みの程度<br>・咳・深呼吸が可能な痛みか？<br>・安静や安眠が可能な痛みか？<br>・鎮痛薬使用状況：鎮痛薬持続注入時の残量，注入速度 | 疼痛の測定：ビジュアルアナログスケール（VAS），フェイススケール |

第 5 章　術後看護の知識と技術

1 術後の全身管理（postoperative nursing）

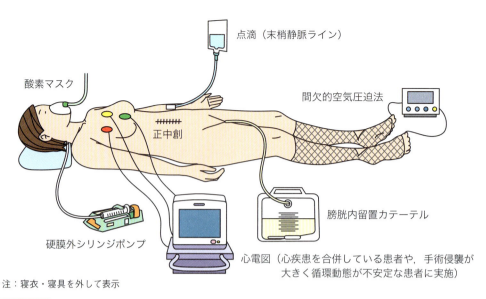

注：寝衣・寝具を外して表示

**図 5-1** 帰室直後の患者の状態

### (1) 帰室直後の患者に行うこと

①意識（呼名反応など）が回復しているか．必ず，手術終了と帰室を伝える．

例）看護師の声かけ「○○さん，手術が終わってお部屋に戻りましたよ．」

**患者の反応**

→返事をして，開眼する．指示に応じて看護師の手を握ることができる．（全覚醒）

→返事があっても，開眼しない．または返事をして開眼してもすぐに眠ってしまう．（半覚醒）

②指示に合わせて酸素を投与する（手術室からの移動時に使用した酸素ボンベを中央配管につなぎかえる）．

③バイタルサインの異常はないか確認する．

- 呼吸数・深さ，呼吸抑制，肺音の聴診の結果はどうか．
- パルスオキシメーターを装着してSpO$_2$を測定した結果はどうか．基準値は95〜100％なので，95％以下であれば深呼吸を促す．それでも95％以下ならすぐに医師に報告する（p.18, 図2-12「酸素解離曲線」参照）．
- 皮膚・粘膜・爪のチアノーゼ，冷汗，四肢の冷感，ふるえはどうか．必要時，保温を調整する．
- 血圧は術前，術中と比較してどうか．
- 脈拍数，不整脈，脈の緊張はどうか．
- 体温計を固定して体温を測定した結果はどうか．低値であれば保温を調整する．

④疼痛の有無と部位・程度，表情はどうか．硬膜外カテーテルの位置と固定はどうか．

⑤創部の出血はないか．ドレッシング材（透明なドレッシング材使用の場合が多い）上から観察する．出血量や滲出液が多ければ医師に報告する．

> バイタルサインの測定は,
> - 通常,帰室後1時間は15分間隔,帰室後1～2時間は30分間隔,以後は状態に応じて2～3時間間隔で行う.
> - 異常が発生した場合はその状態が落ち着くまで,頻回に観察する.

> 肺音の聴診は,
> - 全肺野について,肺尖部から左右対称に聴診を行う.この際に,1回ごとに深呼吸を促しながら,同一部位の肺音を2～3回聞いた後,反対側の肺音を同様に聞いて左右の音の違いを比較検討する(p.139,PLUS ONE「肺葉と気管支分節から考える肺音の聴診」参照).
> - 肺音の記録は,肺音の分類を用いて行う(図5-2).

⑥腹部や胸部のドレーンからの滲出液はどうか.量が多ければ医師に報告する.
⑦悪心,嘔吐はないか.必ず,ガーグルベースンをそばに置く.
⑧膀胱留置カテーテルを固定する.尿の流出(時間尿),性状(色,尿比重,混濁,沈殿物,

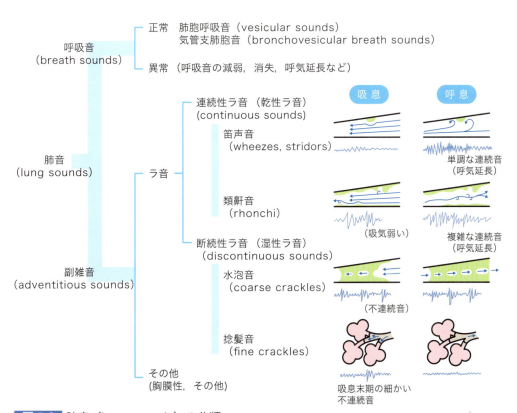

**図5-2** 肺音(lung sounds)の分類
(岡安大仁:呼吸器系のみかた.「ナースに必要な診断の知識と技術」.日野原重明編,第3版,p.68,図3-40,医学書院,1994.を参考に作成)

## 創部出血やドレーンからの滲出液などの観察とドレッシング材

- 帰室した患者の創部は透明なドレッシング材で覆われているのが一般的である．帰室時の創部出血の観察は，ドレッシング材上から目で見て判断する（図5-3）．48時間以内は滲出液や出血がない限りドレッシング交換をしない．
- 創部やドレーン挿入部の状態は，透明なドレッシング上から毎日観察する．観察ポイントは，出血・滲出液の量・色・性状・臭い，創離開の有無，発赤，腫脹（浮腫），疼痛，皮下出血，熱感などで，感染徴候を確認する．
- 縫合閉鎖された創は，48～72時間で創表面が上皮細胞で覆われ接着が完了し，外部から細菌が侵入することはない．それまではドレッシングが必要である．
- 手術創の管理に使用されるドレッシング材は，ポリウレタンフィルムドレッシング材（テガダーム®，オプサイトウンド®，オプサイト®IV3000など）とハイドロコロイドドレッシング材（デュオアクティブ®，カラヤヘッシブクリアー®，コムフィール®など）が多い．ポリウレタンフィルムドレッシング材の特徴は，創部を湿潤状況に保つが吸水性はない．ハイドロコロイドドレッシング材は，湿潤状況に保ち吸水性もあるのが特徴である．それぞれの特徴を理解し，創の状態に応じて使い分ける．
- 術後48時間以降は，創感染予防の観点からはドレッシングの必要はなく，入浴も可能である．しかし，患者がドレッシングを希望したり創への機械的刺激を避けたほうがよいと判断される場合は，未滅菌のドレッシング材を使用する．
- ドレナージが必要な場合は閉鎖式ドレーンが推奨され，できるだけ速やかに抜去されることが望まれる．ドレーン挿入部にY字型の切り込みを入れたYガーゼを使用する場合は，その上にガーゼを重ねて保護する．ドレーン挿入部からは多量の排液が予想されるので，創部パッドをのせて，寝衣の汚染を防止する（図5-3）．創部パッドとは，滲出液が外部に広がらないように保護する物をさすが，名称は一律ではない．
- 滲出液が多いときは観察を頻回に行い（1～2時間ごと），ドレッシングが滲出液に汚染されている場合は，そのつど交換する．観察は，創部パッドを外しガーゼを確認して行う．

血液などの混入）はどうか．

⑨輸液を指示に合わせて交換・投与する．輸液の滴下速度は正確か．点滴挿入部位（血管）の安全・安楽は守られているか．

⑩深部静脈血栓症予防はどうか．手術室で装着されてきた間欠的空気圧迫法のフットポンプが，正しく装着されているか確認する．下腿の圧迫による総腓骨神経麻痺や区画症候群＊（compartment syndrome）である下腿の前脛骨筋症候群の症状に注意して使用する．

＊四肢の骨と筋膜によって構成される区画の内圧が上昇し，血行障害や神経障害をきたして筋肉の機能不全や筋壊死に至る．筋肉は阻血時間が6～8時間で不可逆的となる．水疱形成を伴う著しい腫脹と激しい疼痛を生じる．

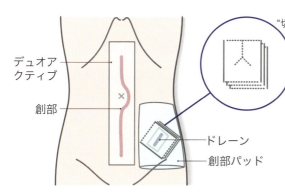

図 5-3 結腸切除後の創部・ドレーン挿入部の状態

> **PLUS ONE**
>
> ### 合成皮膚接着剤「ダーマボンド®」
>
> 最近は，縫合糸やステープラーを用いないで，合成皮膚接着剤「ダーマボンド®」（シアノアクリレートモノマー）を使用するケースが増えてきています．皮膚接着剤なので手技が簡単という利点だけでなく，次のような患者さんの負担軽減という利点があります．
>
> - 抜糸やステープルの除去が不要
> - 早期にシャワーを浴びることが可能
> - ガーゼ・ドレッシング材が不要
>
> 術後のケアとしては，①ダーマボンド液の上に軟膏や薬品を塗布しない．②創傷が開くことがあるので，フィルム部分をこすったり，無理にはがしたりしない．③ダーマボンド液のフィルムは短時間であれば水にぬれても問題ないが，長時間にわたり漬浸することは避けること．シャワーは可能だが入浴や水泳は避ける．④要望があればドレッシングの貼付も可能．ただし，塗布後5分以上経過し，接着剤が完全に重合・硬化してからつけること等が明記されています．

### (2) 帰室後，患者の状態をひと通り確認した後，上記に加えて行うこと

⑪適宜，深呼吸を促す．

⑫硬膜外カテーテルの固定のずれ，薬液のもれはないか．鎮痛効果を確認し，適宜，鎮痛処置を行う．固定のずれや薬液のもれは，医師に報告する．

⑬吸入を指示に合わせて実施し，必要時，排痰法を行う．痰の量，性状はどうか．肺音は排痰前後を比較してどうか．

⑭下肢の静脈にそった発赤，腫脹，熱感，疼痛はないか．適宜，下肢の運動を促す．

⑮少なくとも2時間ごとに体位変換を行う．

⑯術後精神障害の症状（落ち着きのなさ，チューブ類を抜くような動作，失見当識など）

## 深部静脈血栓症 (depths venous thromboembolism ; DVT)

　手術による臥床安静は，血管内の血流速度を低下させ，下肢の深部静脈弁洞部で還流血液のうっ滞を生じやすくします．ここに炎症が加わると血液は凝固能を亢進させて，血栓が形成しやすい状態になります．

　深部静脈血栓は術中に下腿部に形成されやすく，その血栓は肺血栓塞栓症（PTE）の原因になります．このように PTE と DVT は一連の病態であることから，静脈血栓塞栓病（VTE）と総称されます[1]．この予防として実施されている間欠的空気圧迫法（IPC）は，2004 年に弾性ストッキング（ES）とともに診療報酬として認可されました．通常，術中から装着し，十分な歩行が可能となるまで終日装着します．

　疾患や手術のリスクレベルを低・中・高・最高リスクの 4 段階に分類し，各々に対応する予防法が推奨されています（表 5-2）．

**表 5-2** 一般外科手術における静脈血栓塞栓症（VTE）の予防

| リスクレベル | 一般外科・泌尿器科・婦人科手術 | 予防法 |
|---|---|---|
| 低リスク | 60 歳未満の非大手術<br>40 歳未満の大手術 | 早期離床および積極的な運動 |
| 中リスク | 60 歳以上，あるいは危険因子がある非大手術<br>40 歳以上，あるいは危険因子がある大手術 | 早期離床および積極的な運動<br>弾性ストッキングあるいは IPC |
| 高リスク | 40 歳以上の癌の大手術 | 早期離床および積極的な運動<br>IPC あるいは抗凝固療法 |
| 最高リスク | VTE の既往あるいは血栓性素因のある大手術 | 早期離床および積極的な運動（抗凝固療法と IPC の併用）あるいは（抗凝固療法と弾性ストッキングの併用） |

（日本循環器学会他合同研究班参加学会編：肺血栓症および深部静脈血栓症の診断，治療，予防に関するガイドライン（2017 年改訂版）．表 39, 40, 2017．）

　　はないか．
⑰手元にナースコールを置き，その位置を伝える．
⑱看護師がベッドサイドを離れるときは，ベッド柵をする．
⑲安楽で安静が保てる環境（家族の面会，照明，騒音）を整える．
⑳家族は医師からの説明を受けたか．説明を理解し，納得しているか．必要時，医師に再説明を依頼する．
㉑家族の精神状態（不安な表情，落ち着きのなさ，帰ろうとしないなど）はどうか．良い状態でなければ，家族の気持ちを落ち着いた場所でゆっくりと聞く．
㉒創部，ドレーン挿入部の皮膚の状態を確認する．

**Q1** 術後の患者さんの創部出血を観察するときに注意する点は何ですか．

**A1** 創部出血というと患者さんの体表にある創だけを考えがちですが，実際には

体内の臓器や血管なども手術操作で切開されたり，切断あるいは損傷を受けたりしています．

もちろん，術中に縫合や結紮などの処置はなされますが，それが功を奏しているかを観察する必要があります．つまり，

創部出血や滲出液の観察には体内の深部にある創からの出血等も含まれるということです．

縫合不全は手縫い法の時代に比べて，器械を用いている現在ではほとんどなくなりました．しかし 0％ではありませんので観察は必要です．

**Q2** 患者さんの体内からの出血は，具体的にはどのような点に注意して観察したらいいですか？

**A2** 患者さんの体内からの出血や滲出液を観察する際には，まず「もし，体内で出血等が起こっていたらそれが何に反映するか」を考える必要があります．

胃切除術を例にとって説明すると，深部創からの出血が消化管内（胃内）に入れば胃チューブに流出します．また，出血が胃の外側に出ていればウィンスロー孔（網嚢孔）にたまり，図 5-4 に示したウィンスロー孔ドレーンからの出血として確認できます．ですから，術後の体内出血の観察では，まず患者さんの体内に挿入されているドレーンの位置を解剖学的に正しく把握して観察することが重要です（図 5-4）．

以上のことから，創やドレーンの各滲出液は異なる性状であることが理解できると思います．したがって，創や滲出液の性状を正確に把握するためには，異なる滲出源（出血源）のガーゼの位置を離しておく必要があります．

創部パッドを開けてみたら，すべてのガーゼが同様に汚染され，どの創（ドレーン）からの出血や滲出液が多いのか判断できないというのでは困ります．逆に，それがはっきりわかっていれば滲出液（出血）の多い部分にはガーゼを厚く当てるなどの配慮ができます．

1 術後の全身管理（postoperative nursing）

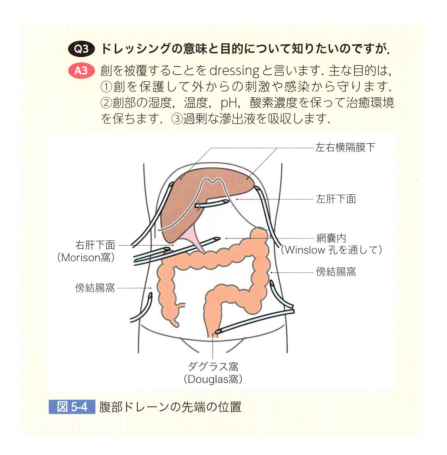

**Q3** ドレッシングの意味と目的について知りたいのですが．

**A3** 創を被覆することをdressingと言います．主な目的は，①創を保護して外からの刺激や感染から守ります．②創部の湿度，温度，pH，酸素濃度を保って治癒環境を保ちます．③過剰な滲出液を吸収します．

図5-4 腹部ドレーンの先端の位置

## ❸ 術後管理に必要な知識と技術

### （1）水分出納モニタリング（in-out balance monitoring）

　人間の体内水分量は，成人（男性）で体重の約60％である（図5-5）．体重の半分以上を占める水分（体液）のバランスは，体外バランス（external balance）と体内バランス（internal balance）から成り立っている．体外バランスとは，体内に入る水や電解質と，体外に出る水や電解質の差であり（図5-6中，細い矢印），体内バランスは，血漿，組織間液，細胞内液といった体液区分間での水や電解質のやりとり（図5-6中，太い矢印）である．体外バランスと体内バランスは，ともに体液バランスの維持のために作用し，体液の恒常性とはその両方が0に保たれている状態と考えられる．しかし，術後は体外，体内のバランス調整作用が大きく変化する．

　図5-6は術後の体液移動を図示したものである．例えば，体外から体内への体液移動である水分摂取量は，手術のために，「経口摂取の一時的な停止」や，「輸液による水・電解質の補給」といった非生理的な状態となる．また，体内から体外への体液移動である水分排泄量は，「術前の浣腸や術中の麻酔，術後の経口摂取停止の影響」や，「手術による血圧や電解質

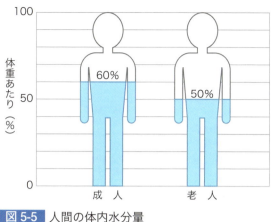

図5-5 人間の体内水分量

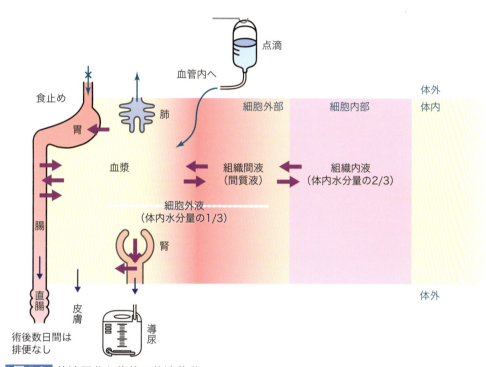

図5-6 体液区分と術後の体液移動

の変動,輸液・利尿薬の投与などの影響」から,その患者の通常の排泄状態とは大きく異なっている.普段は,このような状態に対して,体内バランスが調整的に働きバランスを保つことができるが,術後は,手術侵襲によって体内バランスを維持する作用も変化するため,体外・体内バランスが協調し合えないことが多い.したがって,看護師は術後に行うさまざまな観察や検査,測定から,体内外でのバランスを把握したり,予測しながら術後管理を行う必要がある.

水分出納モニタリングは,水分の体外バランスを観察する方法の1つであり,術後管理で

## 1 術後の全身管理 (postoperative nursing)

**表 5-3** 水分摂取量の主な測定項目と方法

| 項目 | 通常の水分出納算出 | 厳密な水分出納算出 |
|---|---|---|
| 輸液❶<br>(輸血・ピギーボトル❷、場合により注射器でのワンショットの溶解液を含む) | 主となる輸液、輸血、側管のピギーボトルなどの項目別に液量を〇〇mLで記録。ワンショットの溶解液は1日量として少なければ含まない場合もある | 左に同じ<br>ワンショットの溶解液量も必ず含む |
| 経口摂取<br>(食事・飲水、場合により氷片も含む) | 食事は、摂取割合だけ観察し、水分出納計算に含まない場合が多い | 食事は、観察した食事摂取量×1食当たりの水分量で算出。1食当たりの水分量は、栄養部の資料などから把握。食事は食べる前の重さ(g)－食べた後の重さ(g)で算出することもできる。食事以外の水分は飲んだ量を〇〇mLで記録。氷片は食べた個数×1個当たりの水分量で算出。 |

水分摂取量（表5-3） ●輸液量（輸血・ピギーボトル・注射器でのワンショットの溶解液も含む）
●与薬も含む ●経口摂取（氷片も含む）

水分出納バランスを把握する補助手段 　中心静脈圧，胸部X線写真❻，全身状態の観察❼，血液・生化学検査❽，尿検査❾

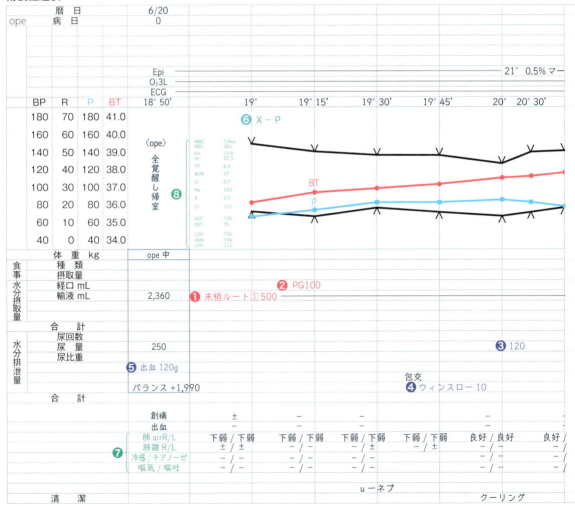

**図 5-7** 水分出納表（in-out バランスシート）：術後経過表の一部

図中の略語（左上から）：ope (operation；手術)，坐 (坐薬)，アタP (アタラックスP)，IM (intramuscular；筋肉内注射)，Epi (epidural；硬膜外麻酔)，O₂ (oxygen；酸素)，ECG (p.104参照)，X-P (X-ray photograph；X線写真)，PG (piggy bottle；ピギーボトル)，

### 表5-4 水分排泄量の主な測定項目と方法

| 項目 | 通常の水分出納算出 | 厳密な水分出納算出 |
|---|---|---|
| 尿❸（検査検体として出した分も含む） | 尿量を○○mLで記録．尿漏れ分は，多量であれば重さを量り○○gで水分出納計算に含む | 左に同じ |
| 便（術直後は，排便・排ガスは通常みられない） | 下痢便は，大量であれば重さを量り○○gで水分出納計算に含む場合もある．普通便は，「多量・中等量・少量」の分類で観察記録し，水分出納計算に含まない場合が多い | 便の性状にかかわらず，重さを量り○○gで水分出納計算に含む |
| 腹腔などのドレーン排液量❹（注）最近は挿入されない傾向にある | 排液バッグに目盛があれば液量を○○mLで，目盛がなければ排液の重さを量り○○gで記録し，水分出納計算に含む．少量に減少したら，性状を「血性・淡血性・淡々血性」などと記録し，水分出納計算に含まない | 左に同じ |
| ガーゼ出血量❺（特に大量出血時） | 重さを量り○○gで水分出納計算に含む．性状は「血性・淡血性・淡々血性」などと記録する | 左に同じ |

水分排泄量（表5-4） ●尿（検査検体として出した分も含む） ●便（下痢時は重要）
●腹腔などのドレーン排液量 ●ガーゼ出血量

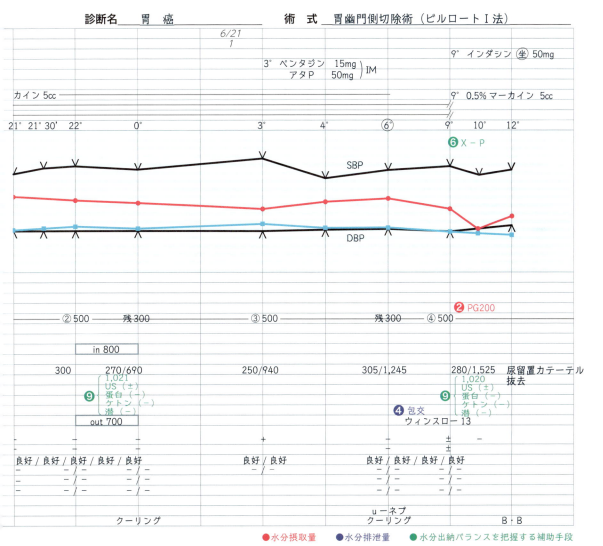

残（残量），包交（包帯交換），US（p.116参照），ケトン（ケトン体），潜（潜血），肺air（呼吸音），R/L（right/left；右側／左側），肺雑（副雑音），下弱（下肺野弱い），u-ネブ（ultrasonic nebulizer；超音波ネブライザー）．尿検査の−，±，＋は，試験紙の判定解釈に基づく．SBP（systolic blood pressure；収縮期血圧），DBP（diastolic BP；拡張期血圧）

は，その結果に術後特有の体内バランスの変化を加味して，患者の状態を判断する必要がある．また，体内バランスの異常は体外バランスにも反映するため，水分出納バランスから患者の体内の状況を予測することも可能である．

### ◆目的
　体内に入る水分と出る水分の出納を継続的に観察し（表 5-3，表 5-4），体内水分の過剰や不足を把握する．水分出納の計算結果は，安定した呼吸・循環・排泄状態を保てるような輸液管理・薬物管理を行う指標とする．

### ◆方法
①水分出納表への経時的変化の記録と計算

　　水分出納表にその内容と量を経時的に記録し，各勤務帯の終了時には水分摂取量の合計と水分排泄量の合計，水分出納バランスの算出を行う．水分出納表は，術後経過表の中に含まれることが多い（図 5-7）．

　　開腹手術を受ける患者は，術前の禁飲食で不足した水分補給と，開腹による術中の大量の不感蒸泄を補うために，術中の水分出納バランスが見かけ上大きく水分摂取量優位（プラスバランス）になる（図 5-7 では術中バランス＋ 1,990mL）．しかし，実際の体内の状況はそこからだけでは判断できない．むしろ術中は，術後の呼吸器合併症を避けるため水分排泄量優位（マイナスバランス；dryside）に保つように心がけながら，多量の不感蒸泄によって循環血液量不足とならないようにバイタルサインを見ながら輸液管理で微調整を行っている（p.87-89,「術中の体液喪失と輸液管理」参照）．

　　また，術中から手術侵襲によるサードスペース（p.82,「サードスペースとは何か」参照）への水分移動が始まり，それを補正するような輸液管理を行わなければ，術後に体液量が不足した状態に傾きやすい．術後の輸液は通常，維持輸液を中心に術後 24 時間までは 2 ～ 3mL/kg/hr，術後 2 ～ 3 日目は 1.5mL/kg/hr の指示が出される．特に，術後に時間尿が多い場合には，体液量不足が顕著になるため循環血液量不足による血圧低下に注意して観察する．

②水分出納バランスを把握する補助手段

　　患者の水分水納バランスを把握するために，看護師は中心静脈圧，胸部 X 線写真，全身状態の観察，血液・生化学検査，尿検査などを確認する．なかでも全身状態の観察は，看護師が独自に行うことが可能で，その場で結果が得られるため，補助手段として活用しやすい（表 5-5）．また，体液量の変化は表 5-6 のように検査結果に反映する．
・体液量の変化については，中心静脈圧が測定できれば，その低下で循環血液量の減少が確認できる．

**表 5-5** 全身状態の観察による体液量の把握

| 項目 | 体液量過剰 | 体液量不足 | 注意点 |
|---|---|---|---|
| 体重測定 | 体重増加 | 体重減少 | |
| 目 | 眼窩周囲の浮腫 | 結膜の乾燥<br>涙の減少<br>眼球の陥没 | |
| 口腔・口唇・舌 | | 乾燥 | |
| 皮膚 | 温かい<br>湿潤 | 冷たい<br>弾力性の低下 | |
| 心血管系 | 頸静脈の怒張 | 脈緊張の低下<br>心拍数の増加<br>血圧の低下(起立性低血圧)<br>脈圧の減少 | 中心静脈圧も参考にする |
| 呼吸器系 | 湿性ラ音(＝断続的ラ音)<br>気道内分泌物の増加<br>呼吸数の増加<br>呼吸困難（起座呼吸） | | 胸部 X 線写真も参考にする |
| 体幹 | 沈下性浮腫 | | |
| 四肢 | 浮腫 | | |
| 意識 | 混乱 | 混乱 | |

**表 5-6** 検査結果による体液量の把握

| 検査内容 | 検査項目 | 基準値 | 体液量過剰 | 体液量不足 |
|---|---|---|---|---|
| 血液一般検査 | ヘマトクリット | 40 ～ 45% | 低下 | 上昇<br>(ただし，出血時は低下) |
| 血液生化学検査 | 血清クレアチニン | 0.6 ～ 1.2mg/L | | 上昇 |
| | 尿素窒素 | 10 ～ 18mg/L | 減少 | 増加 |
| | 血清浸透圧 | 285 ～ 295mOsm/L | 低下 | 上昇 |
| | 血清ナトリウム | 135 ～ 147mEq/L | 低下 | 上昇 |
| 尿一般検査 | 尿量 | 1mL/kg/hr | | 減少 |
| | 尿比重 | 1.002 ～ 1.030 | 低下 | 上昇 |

各種の検査結果が報告されたら，その結果と水分出納表の結果を合わせて患者の状態を判断する

## (2) 3点誘導心電図モニター（continuous monitoring electrocardiogram；ECG）：無線式

3点誘導心電図モニターは，心臓の収縮・拡張活動を電気的に把握し，心拍や心筋の状態を持続的に観察する目的で行われる．モニター機器には無線式と有線式があり，通常，病棟ではアンテナを介して電波の形で心電図を伝送する無線式が用いられる．遠く（tele-）で測定する器械（-meter）という意味で，テレメーター（telemeter：遠隔測定装置）とも呼ばれる（図 5-8）．

### ◆方法

胸壁に3つの電極（陽極・陰極・アース）を装着し，モニターを接続して心臓の動きを波形として映し出す．警報音（アラーム）は必ず設定し，異常の早期発見の一助とする．

〔接続方法〕
① モニターと送信機のスイッチを入れ，作動を確認しておく．
② 患者の皮膚をアルコール綿で拭き取り，リード線を接続した電極を貼りつける（図 5-9, 10）．
③ 波形が読み取りやすいようにモニターを調整する．
④ 心拍数の上限・下限を設定し，警報音スイッチを ON にする．
⑤ モニター開始時に校正波（キャリブレーション）を入れた記録を残し，日時，誘導などを記入してチャートに残す．
⑥ 重篤な不整脈は即座に医師に報告し，波形の変化は，医師の指示や病棟の基準に基づいて 12 誘導心電図で確認する．
⑦ 1 日に 1 回は電極の位置を移動して貼りかえ，皮膚の観察やケアを行う．

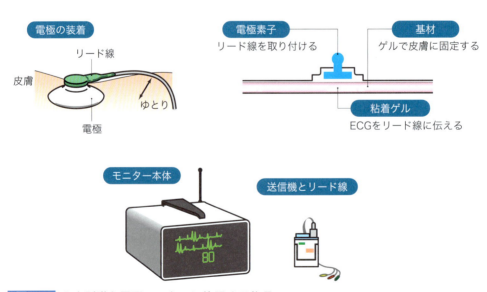

図 5-8　3点誘導心電図モニターに使用する物品

〔設定の基本〕
① P波が観察しやすいⅡ誘導になるように電極の位置とリード線の接続を行う（図5-8, 9）.
② 記録用紙の感度は，10mm = 1mV にする．ただし，波形が大きければ1/2（5mm = 1mV），小さければ2倍（20mm = 1mV）にする．
③ 紙送り速度は，25mm/秒にする．
④ 波形の位置は，記録用紙の中央にあり，波形は記録用紙のゲージ内に入るようにする．
⑤ 警報音（アラーム）は，上限値と下限値を医師の指示に従って設定する．

〔記録とその確認の基本〕
① 波形を記録する際には必ず校正波（キャリブレーション）を入れる．
② 受け持ち時間の最後に必ず，モニター内に記憶された記録を確認する．
　　リコール：アラームが発せられた際の波形を見直すことができる．
　　トレンド：心拍数・血圧・波形などの変化の傾向をグラフ表示させることができる．

### ◆特徴

〔12誘導心電図（12-lead ECG）との違い〕
① 警報音を設定すれば，持続的に観察しつづける機能が活用できる（異常時の警報音発生，異常波形の自動記録など）．
② 心臓の電気的な変化を1方向（Ⅱ誘導が多い）で把握するため，患者の装備が簡便である．
③ 心臓の変化を包括的に把握するには情報量が少ない（12誘導は12方向からの情報）．

### ◆装着にあたっての患者への説明例

「手術後は脈の乱れや心臓の働きの変化が起こることがあります．それを早く見つけるために，器械をつけて心臓の働きを続けて観察します．胸にシールを貼ってコードにつなげてありますが，ベッドの上ではそのまま動けます．この器械のために痛みや電気ショックを感じることはありませんが，胸のシールが痒いときは遠慮せずに申し出てください．これで常に○○さんの心臓を見守っていますが，もし気分が悪くなったり，息苦しさや胸の痛みを感じたりすることがあれば，大切なことなのですぐに看護師に連絡してください」

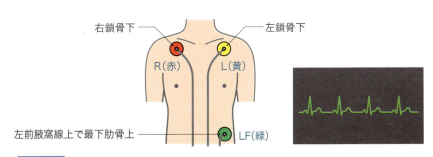

図5-9　Ⅱ誘導における電極の位置と波形

1　術後の全身管理（postoperative nursing）

### （3）疼痛管理

　術後の疼痛には，種々の痛みがある．術後疼痛の主たるものは創痛であり，これは手術操作に伴う組織損傷による内因性発痛物質が主な原因で起こる．手術後の患者は，通常は下記のような異なる性質の痛みを体験しながら，術後の回復期を過ごす．

#### ➡経過

　1日目　麻酔効果消失直後から創痛（ピークは術後9〜13時間ごろ）．

　2日目　腸蠕動不全による膨満痛→蠕動回復による蠕動痛

　3〜4日目　大部分の疼痛消失．創痛が続けば，創感染も考える（感染による創痛）．

　術後痛といえば，一般的に術後急性期の痛みをさすが，本来，術後痛には術後に遷延する痛み（術後後期の痛み）も含まれる．術後に遷延する痛みは，開胸術，直腸手術，四肢の手術の後に比較的多くみられる．

#### ➡疼痛の定義

　国際疼痛学会では，臨床的な視点から，疼痛を，「実際の組織損傷や潜在する損傷，あるいは患者がそのような損傷として述べたものに関連して起こる感覚的，情緒的に不快な経験」（an unpleasant sensory and emotional experience associated with actual or potential tissue damage, or described in terms of such damage）と定義している．この定義は，痛みを包括的に表現する用語ではなく，多職種がかかわる臨床において，痛みという現象を考えるのに必要不可欠な言葉でそれを表現したものである．原文には，痛みが常に主観的なものであることや，身体的損傷の有無にかかわらず，患者が痛みとして表現したものは痛みとすることなどが付記されている．

#### ➡疼痛の影響

　痛み刺激による末梢血管収縮，ストレスホルモンの分泌亢進，免疫能の低下による術後感染症の発生，肺機能低下による術後肺合併症の発生などが考えられる．

#### ➡疼痛の特性

　痛みが続くことで「不安・無力感・睡眠阻害の悪循環」が起こり，さらに痛みを増強させることが指摘されている（図5-10）．近年は，痛み刺激が脊髄に何度も伝えられると，痛みに対する感覚が過敏になり，ちょっとした痛みも強い痛みに感じるようになる（痛みが痛みを呼ぶ）といわれている．

#### 🅐 術後の疼痛管理

#### a. 先制鎮痛法（pre-emptive analgesia）

　患者が痛み刺激を体験して痛覚過敏とならないように，前もって鎮痛処置をしてその後の痛みを抑えるようにする考え方である．術後疼痛に対しては，「治療よりも予防」との考え方が普及してきており，術前や術中に鎮痛対策を始めておく．

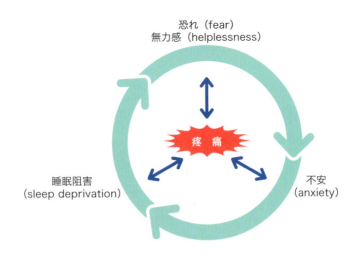

図 5-10 不安・無力感・睡眠阻害の悪循環

術中では，この考え方に基づいて，作用機序の異なる麻酔法を組み合わせて実施する麻酔法（バランス麻酔法）が広く取り入れられている．術後では，鎮痛剤の硬膜外持続注入時に作用機序の異なる薬剤を併用（異なる薬剤の組み合わせ）し，さらに筋肉内注射または坐薬を組み合わせる（異なる投与法の組み合わせ）ことが多い．

### B 一般的な術後疼痛管理方法

#### a. 硬膜外持続注入（オピオイドと局所麻酔薬の組み合わせ）（表 5-7）

硬膜外持続注入は，通常は術中に硬膜外麻酔用に挿入したラインを，術後にも使用して鎮痛薬を投与し，術後痛を予防する目的で用いられることが多い．硬膜外注入による副作用には血圧低下があげられるが，精密持続注入器を使用しての持続注入では循環動態への影響は少ない．

オピオイドと局所麻酔薬は相乗効果があるため，併用することでそれぞれの投与量を減らし，副作用を軽減することができる．ただし，術中に使用したモルヒネの効果が術後も持続しているため，局所麻酔薬の持続注入で疼痛コントロールが可能な手術もある（図 5-7 術後経過表の Epi 参照）．局所麻酔薬だけで疼痛管理が困難な場合は，オピオイドと局所麻酔薬を持続注入する．

例）薬剤：マーカイン®（局所麻酔薬），モルヒネ塩酸塩（オピオイド）
　　主な副作用：マーカイン（血圧低下，運動麻痺）
　　　　　　　　塩酸モルヒネ（呼吸抑制，痒感，悪心，嘔吐，めまい，尿閉，便秘）
　　投与量と方法（医師の指示による）：
　　　1）マーカイン 25mg/hr の例
　　　　　0.5％（5mg/mL）マーカインを 5mL/hr
　　　2）塩酸モルヒネ 0.2〜0.6mg/hr とマーカイン 10mg/hr の組み合わせの例
　　　　　0.005％（0.05mg/mL）塩酸モルヒネ ＋ 0.25％（2.5mg/mL）マーカインを 4mL/hr

1 術後の全身管理（postoperative nursing）

**表 5-7** 硬膜外持続注入法に使用する主な薬剤の比較

| 種類 | 化合物 | 商品名 | 容量（または濃度） | 効果発現（分） | 持続時間（時間） |
|---|---|---|---|---|---|
| オピオイド | モルヒネ<br>ペチジン<br>フェンタニル<br>ブプレノルフィン<br>ペンタゾシン | （モルヒネ塩酸塩）<br>オピスタン®<br>フェンタネスト®<br>レペタン®<br>ペンタジン®，ソセゴン® | 2～4mg<br>25～100mg<br>20～100μg<br>0.1～0.3mg<br>7.5～30mg | 25<br>10<br>20<br>30<br>15 | 12～20<br>3～8<br>3～5<br>12～20<br>5～20 |
| 局所麻酔薬 | リドカイン<br>メピバカイン<br>ブピバカイン | キシロカイン®<br>カルボカイン®<br>マーカイン® | 1.5，1%<br>0.5，1，2%<br>0.125，0.25，0.5% | 3～10<br>3～10<br>5～15 | 1.5～2<br>2～3<br>3～5 |

（濱井妙子：術後に使用する薬剤の作用・副作用と看護のポイント．臨牀看護，24（9）：1341-1353，1999. を参考に作成）

### b. 筋肉内または経直腸投与

硬膜外持続注入と併用して，非ステロイド性抗炎症薬（NSAIDs）を筋肉内注射または坐薬で投与する．一般的には，硬膜外持続注入を行っているにもかかわらず患者が痛みを訴えたときに，医師の指示でこれらを投与する（図5-7 術後経過表の午前3時，9時を参照）．

- ・筋肉内注射
  - 例）薬剤：ペンタゾシン（ペンタジン®）
    - 投与量と方法：15～30mg/回を頓用
- ・坐薬
  - 例）薬剤：インドメタシン（インダシン®）
    - 投与量と方法：25～50mg/回を頓用

### c. 内服投与

通常，術後3～5日まで行われた硬膜外持続注入による鎮痛薬が終了するときに，代わって非ステロイド性抗炎症薬（NSAIDs）が内服投与されることもある．

> **頓用とは**
>
> 鎮痛剤や解熱剤などを必要なときに使用すること．「必要時」はラテン語で「p.r.n.（pro re nata）」と書く．

## C 看護師の対応

### ➡️目的

疼痛による苦痛やそれに伴う回復阻害要因を減少させ，患者の早期回復を促す．

### ➡️方法

指示された鎮痛方法を実施し，その結果を観察・アセスメントする．また，疼痛と深く関連する恐れや不安，睡眠阻害といった要因に対して積極的に援助を行う．

〔観察アセスメント項目〕

①鎮痛方法の適切な実施

・投与ルートの確認（帰室後に硬膜外チューブなどの挿入部や接続部からの漏れなどを確認），薬液の投与時間・速度の確認（帰室後に注入薬の残量を確認．以後，適宜薬液の減少量・速度を観察．勤務帯の最初と最後は必ず確認）．

・副作用の観察

②痛みの強さと鎮痛程度の観察・アセスメント

・帰室時，患者の観察の際にビジュアルアナログスケール（VAS）やフェイススケール（face scale）などを使用して痛みの観察を行う．以後，同様のスケールを使って適宜観察を行う（図 5-11）．

・患者の訴えがなくても，痛みを感じている様子が観察されれば，すぐに痛みの有無を確認する．

疼痛時のバイタルサインの変化：血圧上昇，心拍数上昇など

疼痛のサインとなる患者の行動：しかめ面などの硬い表情，落ち着きのない様子，ため息をつく様子，就寝中などのうめき声，非常にゆっくりとした体動，頻繁な体位変換，力の入った硬い姿勢（座位），創部をなでる，創部に手を添えるなど

③痛み関連要因のアセスメントと援助

・アセスメント：過去の手術と痛みの体験，術前の手術受け入れ，手術結果とその説明内容および患者の反応，夜間・日中の睡眠状況，患者の医療関係者への信頼度，家族の心身状態

・援助：恐れや不安→原因の把握と対処，必要時，ソーシャルワーカーなどの専門家による介入を調整

睡眠不足→積極的な入眠処置，生活リズムの通常化（特に，昼夜のサイクル）

## D 患者管理鎮痛法（patient-controlled analgesia；PCA）

疼痛発生から鎮痛剤投与までの時間差を短くするために考案された方法で，患者が痛みを感じたら，事前に設定されている少量の鎮痛剤を自分の判断で注入する（図 5-12）．投与方法は，筋肉内，皮下，硬膜外などがあり，実施方法には，患者自身が判断してスイッチを押す場合と，看護師が判断して操作する場合（nurse-controlled analgesia；NCA）がある．

必要時に筋肉内注射を行う方法と比較して，麻酔薬の使用量は多いが，痛みの強さは低く，患者の満足度も高い．

1　術後の全身管理（postoperative nursing）

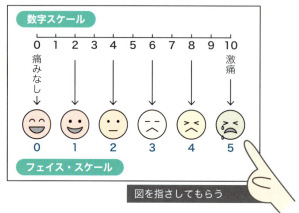

図 5-11　疼痛測定のスケール

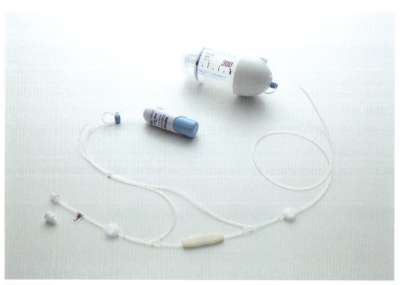

図 5-12　PCA 装置　　　　　（ニプロ株式会社　製品情報ウェブサイト．より）

## (4) 血液・尿検査

　検査データは，患者の体内に起こっている変化を示す重要な指標である．術後患者は，状態が不安定で非生理的な状態に陥りやすいため，その変化を早期に発見して対処することが必要である．特に，患者の体内における目に見えない変化を反映する検査データを，定期的に確認することは重要である．以下に，術後に測定されることが多い検査データを示し，基準値と合わせて解説する．

### Ａ 血液検査

#### a. 全血球算定（complete blood count；CBC）

①赤血球数（red blood cell；RBC）

　基準値：女380～520万/$\mu$L，男440～550万/$\mu$L（高齢者では低下傾向があるが別の基準値の設定は必要ない）

　血液1$\mu$L（＝1mm$^3$）あたりの赤血球数として算定される．異常値は，ヘマトクリット値，ヘモグロビン値と合わせて判断する．術後は，出血と体液移動に伴う赤血球数の変化が予測される．出血後は値が減少するが，出血直後は変化がみられないことがある．体液移動に伴う変化としては，消化器手術の場合はサードスペースの影響を特に考慮する（p.82参照）．血管内からサードスペースへの体液移動は，術後1～2日くらいまで続き，それによって血液の液体成分が減少し，赤血球数は見かけ上増加する．通常は，輸液による補正で正常化する．その後，サードスペースから血管内に体液が戻る時期（術後3～4日くらい）には逆に赤血球数は低下するが，体液移動を予測した輸液管理が行われていれば大きな値の変動には至らない．

②ヘマトクリット値（hematocrit；Ht）

　基準値：40～45％

　血液中に占める赤血球の全容積をパーセントで示したもの．ヘマトクリット値は，赤血球数と血漿量の変化を反映して変化する．術後の一般的な変化は，上記の赤血球数の場合と同様である．

③ヘモグロビン量（hemoglobin；Hb）

　基準値：女12～16g/dL，男14～17g/dL（高齢者では低下傾向があるが別の基準値の設定は必要ない）

　ヘモグロビンは，赤血球の中にあり，酸素を運搬する機能を有する赤色の色素蛋白である．術後の一般的な変化は，上記の赤血球数の場合と同様である．

④白血球数（white blood cell；WBC）

　基準値：4,000～8,000/$\mu$L（高齢者でも白血球数の変化はない）

　血液1$\mu$L（＝1mm$^3$）中の白血球数を測定したものである．術後は，手術侵襲に対する生体反応として炎症が起こり，白血球数が増加するが，これは正常な範囲での変化であることが多い．感染による値の増加かどうかの判断は，CRPの上昇や発熱，感染部位の局所症状などと併せて行う．創感染の場合は，術後4～7日での発生が多いため，値上昇の時期も情報として活用する．

＊白血球百分率には顆粒球（granulocytes）〔好中球（neutrophils），好酸球（eosinophils），好塩基球（basophils）〕，単球（monocytes），リンパ球（lymphacytes）などのデータが含まれる．術後は，感染によって増加する好中球の増加に特に注意する．
⑤血小板数（platelet；PLT）

基準値：15 〜 35 万 / $\mu$L

血液 1 $\mu$L（＝ 1mm$^3$）中の血小板の数を示す．血小板の機能は，損傷血管に粘着，凝集して止血することであり，術後は損傷部位からの出血を防ぐため，機能が亢進する．

### b. 血液凝固能，線溶系

基準値：PT；11 〜 13 秒，APTT；27 〜 40 秒，BCT；6 〜 15 分

術後は血液凝固能，線溶系ともに亢進する．検査項目としては，プロトロンビン時間（prothrombin time；PT），活性化部分トロンボプラスチン時間（activated partial thromboplastin time；APTT），凝固時間（blood coagulation time；BCT）などがある．胃切除術後では一般的に定期的なチェックは行わない．

### c. 赤血球沈降速度（erythrocyte sedimentation rate；ESR）

基準値：女 15mm/hr 以下，男 10mm/hr 以下

単位時間（主に 1 時間）に，血液中の細胞成分が沈降する速度を示したもの．術後は炎症などの原因で赤血球沈降速度は促進する．

### d.C 反応性蛋白（C-reactive protein；CRP）

基準値：1 $\mu$g/mL 以下

生体内で傷害が起こった際，早期に上昇する急性反応蛋白の 1 つであり，術後は上昇する．

### B 血液化学検査

①尿素窒素（blood urea nitrogen；BUN）

基準値：10 〜 18mg/dL（高齢者では上昇する）

尿素は蛋白代謝の終末産物であり，術後は手術侵襲によって一時的に上昇する．また，腎から排泄されるため腎機能低下が起これば上昇する．
②クレアチニン（creatinine；Cr）

基準値：0.6 〜 1.2mg/L

クレアチニンは腎臓から濾過・排泄され，腎臓以外の影響因子が少ないため，腎機能の指標となる．術後は腎機能低下やショック，大量出血が起これば上昇する．
③総蛋白（total protein；TP）

基準値：6.5 〜 8.0g/dL（健常高齢者では別の基準値の設定は必要ない）

体内の蛋白成分の総和で栄養状態を反映する．術後傷害期は蛋白異化が亢進するため低下し，転換期は蛋白異化から同化に移行するにともない改善する．さらに術後は，血管内の体液変動を反映することが多く，脱水時は上昇し，体液オーバーの場合は低下する．

④アルブミン（albumin；Alb）

基準値：4.2 ～ 5.2g/dL（健常高齢者では別の基準値の設定は必要ない）

　血清総蛋白中の主要な成分で栄養状態を反映する．術後傷害期から転換期への変化は総蛋白と同様である．また，アルブミンは膠質浸透圧を調整し，体液移動にも影響する．

⑤ AST または GOT

　（aspartate aminotransferase；AST，glutamic oxaloacetic transaminase；GOT）

基準値：11 ～ 35IU/L（健常高齢者では別の基準値の設定は必要ない）

　心筋，肝臓，骨格筋，腎臓などに多く存在する酵素で，これらの臓器で細胞の破壊があれば血中に放出され上昇する．ALT と合わせて判断する．例えば，AST，ALT がともに上昇していれば肝臓の損傷を予測して LDH や ChE の上昇を合わせて判断する．AST の上昇に対して ALT の上昇が少なければ心筋の損傷を予測して CK や WBC の上昇を合わせて判断する．

⑥ ALT または GPT

　（alanine aminotransferase；ALT，glutamic pyruvic transaminase；GPT）

基準値：4 ～ 30IU/L

　肝臓，腎臓，心筋，骨格筋に多く存在するが，特に肝臓の状態をよく反映する．術後は，まれに麻酔薬によって肝障害が起こるため，AST と合わせて値の上昇がないことを確認する必要がある．

⑦アミラーゼ（amylase；Amy）

基準値：122 ～ 418IU/L

　膵臓と唾液腺に多く存在する酵素であり，これらの臓器で細胞の破壊があれば血中に放出される．術後に血清アミラーゼ値が上昇した場合には，手術侵襲による術後膵炎を疑う．

⑧カリウム（potassium；K）

基準値：3.3 ～ 4.8mEq/L

　細胞内液に存在する電解質．血中では比較的狭い範囲の値に維持されていて，神経や筋肉の興奮に影響する．特に，心筋への影響は重要で，血清カリウム値が高くても低くても心筋の収縮に異常が起こり，重篤な不整脈や心停止に至る．術後は，手術侵襲によるADH とアルドステロンの分泌によってカリウムの排泄が進む．逆に，出血や脱水による血圧低下から腎血流量が低下した場合は，腎臓からの排泄低下で血清カリウム値の上昇に注意する．利尿薬は，スピロノラクトン（アルダクトン®）やトリアムテレン（トリテレン®）がカリウム保持性，その他はほとんどカリウム排泄性のため，利尿薬使用中は薬の特性を考慮して血清カリウム値を観察する．

⑨ナトリウム（sodium；Na）

基準値：135 ～ 147mEq/L

　血漿（細胞外液）中の陽イオンのほとんどを占める電解質である（図 5-14）．術後の血清ナトリウム値の変化としては，血管内水分の増加によって希釈された場合の低下，胃液の大量吸引による低下，脱水による上昇などが予測される．

⑩クロール（chlorine；Cl）

基準値：98 ～ 108mEq/L

1 術後の全身管理（postoperative nursing）

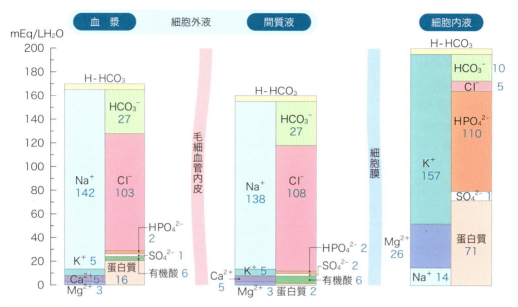

図 5-13　各体液区分の電解質組成（Gomble TL）

（土屋俊夫：臨床検査の看護へのいかし方．p.111，医歯薬出版，1988．を参考に作成）

血漿（細胞外液）中の主要な陰イオンであるクロル（塩素）は，ナトリウム値とほぼ並行して変動する（図 5-13）．また，電気的な平衡維持のため，重炭酸イオンの変動を反映した二次的変化を示すこともある．術後の血清クロル値では，胃液の大量吸引による低下，脱水による上昇，$HCO_3^-$（重炭酸イオン）喪失時の上昇などの変化が予測される．

⑪血糖（blood sugar；BS）

基準値：70〜110mg/dL（高齢者では糖負荷試験2時間値が増加する）

血中のブドウ糖（グルコース）を測定したもの．術後1〜2日は，手術侵襲によってアドレナリンやコルチゾールが分泌されるため，一時的に血糖値が上昇する．特に，糖尿病を合併する患者や術前検査で耐糖能異常が予測された患者では注意する．

### C 尿一般検査

#### ◆方法

膀胱留置カテーテル中の患者から尿検体を採取する際には，尿路を不潔にしないでできるだけ新しい検体（尿）を採取することが重要である．現在は，尿路感染予防の点から閉鎖式の導尿バッグの使用が推奨されているが，閉鎖式バッグを使用するだけで安心するのではなく，その取扱いにも十分注意するべきである（p.147，「泌尿器系合併症と看護」参照）．また，尿は常温に長時間放置すれば変質するため，正確な尿検査データを得るには，導尿ルートの患者に近い部分から採尿して患者から流出したばかりの尿を採るようにする．24時間尿から検体を提出する場合は，尿の腐敗，変質を防ぐための薬剤を加えて冷暗所で蓄尿しておくことが望ましい．

① pH（hydrogen ion exponent）

基準値：4.5〜8.0（通常6.0程度）

**PLUS ONE**

### 術後の尿色調の変化

尿の外観には色調と混濁があります．これらは看護師が常に観察可能な項目であり，患者の状態の変化を予測する助けとなります．混濁は「あり」「なし」で表現されるのが一般的ですが，色調の表現には数多くの微妙な言葉が用いられています．ここではよく使用される表現を取り上げてみます．

術後にみられる尿色調の変化は下記のような原因（図5-14）で起こることが多いですが，薬剤などの影響による変化が加わることもあるため，尿色調だけで患者の状態を判断することはできません．尿色調の変化が通常と異なっていたり，急に起こったりした場合には，情報をさらに把握するために検査による確認を行い，正確な判断につなげていきます．

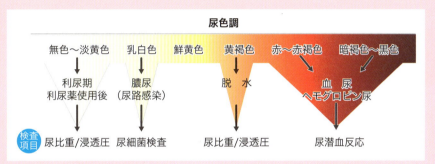

図5-14 尿色調の変化

#### ＊血尿とヘモグロビン尿の違い

血尿は，尿中に血液が混じった状態で，赤血球はそのままの状態で存在しています．一方，ヘモグロビン尿は，溶血によって赤血球が破壊され，血球細胞からヘモグロビン色素が血中に遊離された結果で起こる現象です．血液検査データでは，血清遊離ヘモグロビン（血色素）値と血清カリウム値が増加します．この血色素の増加によって，ヘモグロビン尿（血色素尿）が起こりますが，その排泄過程で尿細管に損傷を与え，腎機能低下を起こすことがあるので注意が必要です．

血尿とヘモグロビン尿を比較すると，ヘモグロビン尿の方がやや暗い赤色にみえ，暗赤色の微小な粒が混じることがあります．上記のように腎臓への影響もあるので，術後の患者でヘモグロビン尿が観察されたら必ず医師に報告し，クレアチニンなどの腎機能データに気をつけます．さらに，血清カリウム値は心臓の働きに深く関与するので，必ず血清カリウム値も確認しておきます．

酸-塩基平衡の状態に影響される項目で，血液pHと合わせて判断することが多い．体内の酸-塩基平衡の異常を反映し，血液pH（第1巻 第2章3❶（3）「動脈血液ガス分析」参照）がアシドーシス時は酸性尿，アルカローシス時はアルカリ尿となるのが一般的である．発熱や脱水時は酸性，尿路感染時はアルカリ性を示す．

②ケトン体（ketone bodies in urine）

基準値：陰性

ケトン体は，アセト酢酸（AcAc），3-ヒドロキシ酪酸（OHBA），アセトン（acetone）の総称で，生体がエネルギーを脂肪の分解によって得ようとすると肝臓で多量に生成される．AcAc と OHBA が強酸のため，産生が増すとケトアシドーシスとなる．尿糖が陽性の患者で，尿ケトン体が持続的に陽性であれば糖尿病性ケトアシドーシスを疑う．侵襲の大きな術後においては，尿ケトン体陽性を認める．

③比重（urinary specific gravity）

基準値：1.002 ～ 1.030（随時採尿）

尿中にどれだけの溶質が含まれているかを示す．1.010 以下，1.025 以上は異常の可能性が高くなるが，尿量と合わせて判断する．手術後は，ADH（抗利尿ホルモン）とアルドステロンの分泌が増して水分・ナトリウムの貯留に傾くため，尿比重が上昇することが考えられる．手術中の水分出納バランスも影響が大きく，術中に脱水傾向であれば比重は上昇する．利尿薬投与後は低下する．

④蛋白（urinary protein）

基準値：150mg/ 日以下

尿中にどれだけの蛋白質が排泄されているかを示す．尿蛋白は健常人でもわずかに排泄されており，1 日排泄量が 150mg を超えた場合は異常と考える．術後は，手術侵襲によって一過性に蛋白尿となることがある．

⑤糖（urine sugar：US）

基準値：20 ～ 30mg/dL

尿中に排泄されるブドウ糖量を示す．術後は，手術や麻酔によるストレスでアドレナリンやコルチゾール，グルカゴンの分泌が増加して血糖値を上昇させるため，尿糖値も上昇する傾向がある．合併症として糖尿病や耐糖能異常がある患者の場合は，血糖，尿糖の上昇が著しい．

### (5) 胸部・腹部 X 線検査（chest・abdominal radiography/X-ray studies）

X 線検査は，X 線を用いて作成した画像によって身体内部の状態を調べる検査である．

X 線は，鉄や石などの固いものには吸収され，水や空気などには吸収されにくい性質である．したがって，X 線がものに吸収されれば，フィルムに到達する X 線が少ないために写真上その部分は白くなり，逆にフィルムに到達する X 線が多ければ，写真上そこは黒くなる．この性質を利用して X 線写真を読み取り，身体内部の状態を把握する．

術後は，術野周囲の異常な液体（出血の可能性）や気体（異常なガス像の可能性），挿入されているチューブの位置や各臓器の状態（胸部：無気肺，うっ血などの有無，腹部：狭窄などの有無）に注意して写真を読み取る（胸部：表 5-8，図 5-15，腹部：表 5-9，図 5-16）．

術後の X 線検査は，患者の状態によって，放射線検査室での通常の撮影，または病室でのポータブル撮影となる．2 つの撮影では条件が異なる場合があり，X 線写真の撮影結果にも影響を与えるので，撮影条件の異なる X 線写真を比較して読み取る際には注意する．図 5-17 は胸部 X 線撮影の場合における通常とポータブル撮影の違いをまとめたものである．

表 5-8 胸部 X 線撮影写真の見方

| 部位 | 項目 | 正常な状態と主な観察ポイント |
|---|---|---|
| 横隔膜 | 位置 | ・正常：最も高い位置が第 6 助骨先端附近の高さ<br>・位置が上がっているか→横隔神経麻痺の疑い（撮影体位による変化は自然：仰臥位では上がり，立位では重力で下がる） |
| | 陰影 | ・正常：肋骨横隔膜角が鋭角<br>・肋骨横隔膜角に液体貯留はあるか→胸水の疑い |
| 肺 | 拡張状態 | ・正常：肺野全体に左右差なく拡張<br>・左右差はあるか |
| | 透過性 | ・正常：透過性の亢進や低下および左右差なし<br>・左右差はあるか，亢進または低下があるか |
| | 異常陰影 | ・正常：なし<br>・ある場合，その部位と経時的変化<br>・間質の異常陰影→肺うっ血の疑い<br>・肺胞の異常陰影→肺浮腫の疑い（肺うっ血の悪化） |
| 縦隔 | 位置 | ・正常：中心 |
| 心臓 | 陰影 | ・正常：心胸比（cardiothoracic ratio；CTR）立位→ 50％以下，仰臥位→ 55％以下<br>・陰影の拡大はあるか． |

開胸術では，手術部位の創の状態と挿入されているドレーンの位置も必ず確認する

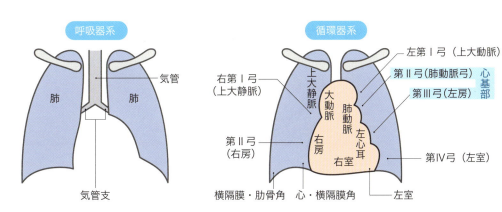

図 5-15 胸部 X 線写真の模式図

表 5-9 腹部 X 線撮影写真の見方

| 部位 | 項目 | 正常な状態と主な観察ポイント |
|---|---|---|
| 横隔膜 | 横隔膜下遊離ガス像 | ・正常：なし<br>・遊離ガス像があるか（立位）→穿孔の疑い |
| 胃 | ガス像 | ・正常：あり |
| 小腸 | ガス像 | ・正常：なし<br>・鏡面形成（ニボー niveau 像）またはステップラダーサインがあるか<br>・（立位）→イレウスや腸閉塞の疑い（p.144-146 参照）<br>・ケルクリング（Kerckring）ひだがあるか（臥位）→イレウスや腸閉塞の疑い（小腸上部） |
| 大腸 | ガス像 | ・正常：あり<br>・結腸膨起（ハウストラ haustra）があるか→イレウスの疑い |
| 腹腔 | 遊離ガス像（フリーエア） | ・正常：なし<br>・遊離ガス像があるか→穿孔の疑い |
| 腹腔 | 腹腔内液体貯留 | ・正常：なし<br>・液体貯留があるか→腹腔内出血の疑い |

開腹術では，手術部位の創の状態と挿入されているドレーンの位置（図 5-4）も必ず確認する

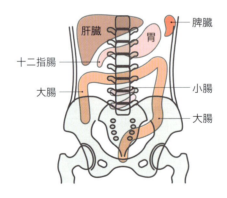

腹部X線写真は，通常，患者の体位が仰臥位で，撮影方向が腹部から背部（anteroposterior；AP）で撮影する．したがって，術後のポータブル撮影は術前の写真撮影と同様の撮影方向となる．

図 5-16 腹部単純 X 線写真（仰臥位）の模式図

|  | 通常の撮影 | ポータブル撮影 |
| --- | --- | --- |
| 撮影方法<br>（放射線方向） | 後→前<br>（背部から胸部） | 前→後<br>（胸部から背部） |
| 放射線量<br>（ポータブルを1として） | 2〜5 | 1 |
| 患者の体位 | 立位 | 仰臥位（座位） |
| 撮影条件 | チューブ類などは可能な限り除去して検査室へ移動 | チューブ類などはすべて装着されたままベッド上で撮影 |

### ポータブル撮影時の注意

- 撮影時は，職員は線源から離れる．撮影患者の周囲を離れられない場合は，プロテクターを着用する．
- チューブや患者の身体に装着されているものによる撮影写真への影響を考え，可能であれば除去して撮影する．（例：心拍が安定していれば，ECG電極を外して撮影）
- 撮影後のX線写真袋や写真上に，「ポータブル撮影」あるいは「前→後」などと記載されていることがあるので確認する．
- 撮影後の写真は，通常の写真と比較して液体（胸水など）・気体（胃内ガスなど）の写り方が異なるので注意して読みとる．

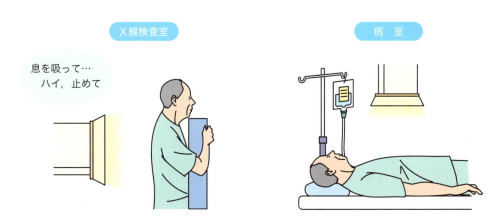

図 5-17 胸部X線撮影の通常撮影とポータブル撮影の違い

# ❹ 手術室看護師による術後訪問

　手術室看護師による術後訪問は，主に術中看護の評価を目的として，手術翌日あるいは患者の状態が落ち着いたころに行われる．現状ではすべての患者に実施されるわけではなく，術中合併症が認められた患者，トラブルには至らなかったものの術中に気がかりな点があった患者，病棟から依頼があった患者等を対象としている．注意すべきこととして突然の術後訪問によって，「手術がうまくいかなかったのではないか？重症なのではないか？」といった不安を与えないように，適切な目的・時期・回数を考えて行う必要がある．

　訪問前には，患者のカルテや看護記録より情報収集を行い，手術室を退室してから現在までの患者の状態や，病棟でのケア内容などを理解したうえで患者の元へ行く．例えば術中の体位固定により発生した皮膚障害や，四肢の痺れ感・麻痺などの神経損傷の有無や増大の確認等を行う．また，手術担当看護師として患者が無事に手術を終えたことへのねぎらいの言葉をかける．

　病棟看護師との連携を図り，よりよい看護の継続につなげることも，手術室看護師としての大きな役割である．術後訪問によって評価された事柄は，今後の手術室看護に活用されて，看護の質の向上が図られていく．

---

**PLUS ONE**

### 放射線の基礎知識

**吸収線量**：物質 1kg 当たりに吸収された放射線のエネルギーを示します．
　　　　　　1Gy（グレイ）= 1J/kg（ジュール /kg）

**線量当量**：吸収線量が同じでも，放射線の種類の違いなどによって人体の受ける放射線の影響が異なることを考慮して被曝線量を測る尺度．放射線の種類とエネルギーによって決まる「線質係数」で「吸収線量」を補正します．

　　　　　線量当量（Sv，シーベルト）=吸収線量（Gy）×線質係数×その他
　　　　　　　　　　　　　　　　　　　　　　　　の修正係数（現在は 1.0）

**放射線の種類**：X 線，α 線，β 線，γ 線，中性子線，宇宙線，陽子線，電子線など

**旧単位と現単位の換算**

　　吸収線量：1rad（ラド）= 0.01Gy
　　線量当量：1rem（レム）= 0.01Sv（シーベルト）
　　胸部 X 線撮影 1 回当たりの被爆量 0.05 ～ 0.1mSv（ミリシーベルト）

> **PLUS ONE**
>
> **被曝防護三原則：**
> **遮蔽（shielding）距離（distance）時間（time）のコントロール**
>
> 1. 遮蔽する：人体と線源との間に鉛やコンクリートなどの遮蔽物を置く．
> 2. 距離をとる：人体と線源との間の距離を十分にとる．線量は距離の二乗で減衰する（図 5-18）．
> 3. 時間を短くする：線源に接する時間を短く．
>
> 病室でのポータブル撮影時，看護師は自らを含む職員と周囲の患者について 1 と 2 のコントロールに配慮することができます．具体的には，「撮影時には線源から離れる」「線源との間にコンクリートの壁などを挟むようにする」「線源の側にいるときは，プロテクターを装着する」などです．
>
>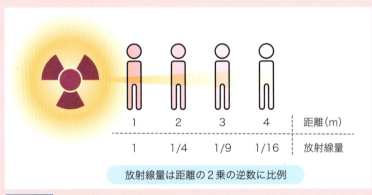
>
> **図 5-18** 距離と放射線量の関係

---

### 引用文献

1) 日本循環器学会他合同研究班参加学会編：肺血栓塞栓症および深部静脈の診断，治療，予防に関するガイドライン（2017 年版）．p.6，2017．

# 2 術後合併症の予防に関する看護

## ❶ 循環器系合併症と看護

### OBJECTIVES

**1** 術後の循環器系合併症（不整脈，急性循環不全，深部静脈血栓症）の原因と症状を理解する

**2** 術後にショックに陥った患者に対する看護援助方法を理解する

　術後の循環器系合併症の代表的なものは，不整脈とショック，深部静脈血栓症等である．術後は血圧と脈拍（心拍）を頻回に測定して，術前および術中の測定値と比較しながら，異常の早期発見に努めなければならない．

### （1）不整脈（arrhythmia）

　不整脈には，脈拍が1分間に100回以上という「頻脈性不整脈」，1分間に40回以下の「徐脈性不整脈」，脈拍が不規則になる「期外収縮」という3つのタイプがある．

　術後の不整脈は，精神的ストレスや身体的ストレス（手術侵襲）によって交感神経が優位になることや，体液・電解質バランスの異常等によって出現する．注意を要する不整脈は，心室期外収縮（premature ventricular contraction；PVC）が3連発以上発生するものであり，これを心室頻拍（ventricular tachycardia；VT）という．心室の興奮頻度は1分間に120〜250回にもなり，心室から拍出される血液量が著しく減少するために，血圧は低下することが多い．また，心室性頻拍から心室細動に移行することがあり，この場合，心室が無秩序な興奮を行うので，心室全体としての均一な収縮がなく，心室からの血液拍出が行われない．QRSは幅広く，不規則な波形でP波は認められない．血圧の低下が著しく，脈は触れなくなる．数分以内に正常洞調律（図5-19）に戻らない場合には死に至ることもあり，最も注意を要する不整脈である（図5-20）．

### ➡看護のポイント

　バイタルサイン測定を経時的に行い異常の早期発見に努める．また，常に体液・電解質バランスに留意し，輸液の滴下量や速度を適切に管理する．

　脈拍測定時には，脈拍数だけでなくリズム（性質，強弱）にも注意する．必要に応じて，心尖拍動や頸動脈，大腿動脈，末梢動脈の脈拍等を観察する．心電図モニター上で心室頻拍（VT）を発見した場合には，速やかに医師に報告し，バイタルサイン測定を継続する．同時に，尿量減少，出血量の増加，チアノーゼ，四肢冷感の有無を経時的に観察する．また，抗不整脈薬や昇圧薬などの薬剤，酸素療法や除細動器などを準備する．

　特に，不整脈の発現率は高齢になるほど高くなるので，高齢患者や心疾患の既往がある患者には注意が必要である．

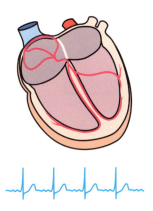
図 5-19 正常洞調律の心臓と心電図

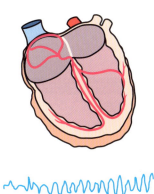
図 5-20 心室細動の心臓と心電図：全く不規則な波（f 波）

**Q1** 出血に伴って血圧低下が現れたときには，どのように対処したらよいのでしょう？

**A1** 通常，収縮期血圧が 80〜90mmHg 以下の場合には何らかの対処が必要になります．

測定値が 90mmHg 以下の場合，必ず意識（呼名反応），呼吸，脈拍を観察し，血圧を再検します．他に異常がなく，血圧値が 90mmHg 以下であれば，下肢を挙上して静脈還流量を一時的に増加し，輸液速度を上げてすぐに医師に報告します（p.129-130，「出血性ショック」参照）．患者の意識が清明であれば，「足を少し上げさせてください」などと声をかけてから下肢挙上を行ってください．呼吸や脈拍に異常があれば，それらへの対処（酸素投与や心臓マッサージなど）も同時に行います．

これらの対処は緊急時の一時的なものですから，医師が到着したらすぐに患者の状態と看護師が実施したことを報告し，次の指示を確認してください．

**Q2** 著しい血圧低下があれば，ショックと考えていいのでしょうか？

**A2** ショックは重要な臓器への血流が異常に低下した状態であり，単なる血圧低下ではありません．しかし，著しい血圧低下が続けば，それに続いてショック状態になることが予測されますので，血圧低下の時点からショックに対する治療・処置が行われることがあります．

なお，心電図モニターには心室期外収縮などの不整脈が発生したときに，自動的にアラームが鳴って知らせたり，波形が記録されたりする機能が備わっている．取扱説明書を読んで確認しておくことが必要である．

### (2) 急性循環不全（acute circulatory failure）- ショック（shock）

#### ◆血圧の変化の考え方

　血圧は，基本的に心臓のポンプ作用，循環血液量，末梢血管抵抗の状態を反映して変化するが，患者の精神状態（鎮静や興奮）や体位，疼痛などによっても変化が起こる．術後には，表5-10のような原因で血圧の変化（上昇または低下）が起こることが多い．血圧低下の場合は，低下した血圧を早急に改善しなければショック状態に陥ることがある．ショックとは，全身の血液循環，特に末梢組織への血流が比較的短時間に障害されたために重要臓器の機能が障害されている状態をいい，漠然と血圧が下がった状態とは区別されている．

#### ◆ショックの発生の考え方

　ショックは，血液の循環障害の原因ごとに分類して考え，その原因を反映した名称で呼ばれている（例：心原性ショックなど）．そこで，まず血液循環と関連の深い血圧調整のメカニズムを確認すると，血圧は心拍出量と末梢血管抵抗から成り立っている（p.11，図2-6「血圧調節のメカニズム」参照）．したがって，血圧は，心拍出量（図2-6左側）を規定する要因である循環血液量と心臓のポンプ作用，あるいは末梢血管抵抗（図2-6右側）のいずれかが主たる原因で変化すると考えられる．ショックへの対応では，これらのどの段階において異常が発生して血圧低下が起こり，ショックに至ったかによって症状や対処法が異なるため，それぞれの相違を理解する必要がある（表5-11）．

#### ◆ショックの基本的な症状

　ショックは，原因によって異なる機序で起こるが，共通して認められる臨床症状（表5-12）と，原因によって異なる臨床症状（表5-13）がある．ショックに共通する症状は，ショックの3主徴やfive P'sと呼ばれ，重要な観察ポイントとなる．しかし，実際には，ショックに対する生体の代償作用が働いているために早期発見が難しい場合もある．ショックの症状には，脳血流の減少による変化，末梢の血流低下や交感神経の興奮による変化，心拍出量の低下による変化が含まれている．

#### ◆ショックにつながる症状の観察ポイント（図5-21）

・血圧：脈圧の低下，起立性低血圧（起座位45度で，仰臥位に比べて15mmHg以上収縮期血圧が下降すれば起立性低血圧を予測する）．→聴診で血圧測定できない場合は重篤．
・脈拍：心臓交感神経の刺激反応による脈拍数の上昇．→脈拍が微弱な場合は重篤．
・呼吸：低酸素と代謝性アシドーシスの代償による浅く早い呼吸．→呼吸の変化はショックの初期から出現するため，観察が重要．
・意識：脳の低酸素と多量のカテコラミン遊離による不穏．

**表 5-10** 術後の血圧変化の主な原因

| 項目 | 血圧変化の原因→起こりうる変化（一般的なもの） |
|---|---|
| ポンプ作用 | 不整脈➡有効なポンプ作用を果たす心拍数の減少. |
| 循環血液量 | 手術時間➡一般的に時間が長いほど, 術中の不感蒸泄量が増加.<br>術中 CVP（経時的変化と輸液による反応）➡一般に低値は循環血液量不足, 高値は循環血液量過多.<br>術中水分出納バランス➡摂取量が多かったか排泄量が多かったかを把握し, 判断の助けにする.<br>（注意）術中は術野の露出による不感蒸泄が多く, 水分出納バランスの結果から, さらに不感蒸泄分の排泄量があると考えて結果をみる.<br>術後水分出納バランス➡摂取量が多ければ, 循環血液量が増加し, 排泄量が多ければ, 循環血液量が減少する.<br>（注意）術後の水分出納バランスは, 循環血液量の異常を補正するような輸液や尿量コントロールが行われた結果を反映する. |
| 末梢血管抵抗 | 末梢皮膚温➡冷たければ, 末梢血管が収縮して末梢血管抵抗が高い状態（この場合はショックによる末梢血管収縮とは異なる）.<br>（注意）皮膚が冷たくても血圧が正常（やや低め程度）であれば, 皮膚が温かくなってきたときに血管拡張による末梢血管抵抗の低下が起こり, 血圧値が低下するかもしれない.<br>麻酔法➡脊椎（腰椎）麻酔は交感神経遮断によって血管が拡張して末梢血管抵抗が下がる. |
| 麻酔覚醒レベル（睡眠レベル） | 麻酔覚醒レベル➡覚醒レベルが上がると血圧は上昇傾向を示す.<br>睡眠レベル➡熟睡すると血圧は低下する. |
| 精神状態 | 興奮や不安➡ストレスによって交感神経系が刺激され, 心拍数の増加や血管収縮が起こる.<br>不穏➡興奮や不安による変化に加えて, 体動（安静を守れないこと）による血圧上昇が加わる. |
| 疼痛レベル（手術侵襲による痛み） | 痛み➡ストレスによって交感神経系が刺激され, 心拍数の増加や血管収縮が起こる.<br>痛くて安静にしていられないと体動による血圧上昇もある. |
| 苦痛レベル（手術侵襲による痛みを除く） | 同一体位による苦痛, 各種チューブ類による拘束感, チューブ・ドレーン類の違和感・痛み, 慣れない環境（HCR や ICU）による不安, 手術結果に対する不安など➡交感神経が刺激され, 血圧が上昇する. |

（血圧低下＝青文字, 血圧上昇＝赤文字）

第5章 術後看護の知識と技術

## ◆看護のポイント

　術後の血圧管理は, 患者の身体のどこか（創部だけではない）に出血が起こるほどに血圧を上昇させてはならないし, 適切な尿量が維持できなくなるほどに血圧を低下させてもならない. それとは別に, 心臓にリスクのある患者や心臓手術後の患者では, 血圧が高めになればそれだけ心臓に負担がかかることになる. すでに手術侵襲でダメージを受けていることを

2　術後合併症の予防に関する看護

**表5-11** ショックの発生につながる主な疾患や症状

| ショックの原因 | ショックの英名（その意味） | 日本語での一般的な名称 | 原因を引き起こす主な疾患・症状 | 機序の概要 |
|---|---|---|---|---|
| 循環血液量減少 | hypovolemic shock（低容量によるショック） | 出血性ショック | 出血<br>脱水<br>火傷 | 循環血液量が実際に減少して起こる. |
| 心機能低下 | cardiogenic shock（心臓によるショック） | 心原性ショック | 心筋梗塞<br>心タンポナーデ<br>重篤な不整脈 | 心臓のポンプ作用の失調によって起こる. |
| 末梢血管抵抗低下[*1] | vasogenic shock（血管によるショック）またはdistributive shock（体液または血液の分布によるショック） | 敗血症ショック | 感染→敗血症 | 循環血液量は減少していないが，末梢血管が過度に拡張して血液が多量に末梢に分布することで，相対的に循環血液量が不足して起こる. |
| | | アナフィラキシーショック | 急性アレルギー反応→アナフィラキシー | |
| | | 神経性ショック | 脊椎損傷<br>脊椎麻痺 | |
| | | 疼痛性ショック[*2] | 強度の疼痛 | |

*1 末梢血管抵抗の低下とは，種々の理由で末梢の動静脈が拡張した状態である．特に静脈系は「容量血管」ともいわれるように，通常でも大量の血液（循環血液量の約60%）が存在している場所であるが，血管が拡張することで，そこにさらに多くの血液が貯留することになる．その結果，体内の血液量が実際には減少してはいないにもかかわらず，相対的には十分な循環血液量が保持できずにショックに至る．これは，言い換えれば血液分布の異常によってショックになると考えられるため，末梢血管抵抗低下によるショック（vasogenic shock）を血液分布によるショック（distributive shock）とも表現する.
*2 疼痛性ショックは，血管迷走神経性ショックともいう.

考えると，十分な尿量が維持できる範囲で高すぎない血圧を維持できることが望ましい.
　尿量は，心拍出量の状態を最も鋭敏に反映する指標の1つなので，看護師はこのような視点で血圧管理をするのと同時に尿量の観察を行う必要がある．尿量が十分に維持されている場合は，腎臓をはじめとした重要臓器すべてに十分な血液量が維持されていると予測することができる.
　術後不穏に対する鎮静薬投与前には，看護師は必ずショック症状がないことを確認する．ショックによる不穏に対して鎮静薬を投与すると，心血管虚脱や呼吸抑制により状態を悪化させる場合がある.
　ショックを客観的に把握するために，ショック指数やショックスコア等がある．ショック指数（ショックインデックス）とは，心拍数を収縮期血圧で除した値であり，正常では0.5前後である．しかし，ショック時には脈拍が増加して血圧が低下するために，1.0程度に上昇する．ショックスコアは，ショックの重症度を判定するものであり，血圧・脈拍・尿量・意識状態・BE（base excess）*を含めて，表5-14のような基準が定められている．合計5点以上でショックと診断され，11点以上では重篤と判断される[1].

126

表 5-12 ショックの一般的な臨床症状

|  | 症状 | 観察項目 |
|---|---|---|
| 3主徴 | 無欲・無関心<br>蒼白な湿った皮膚（冷汗）<br>細い脈（低血圧と頻脈） | ・意識レベルや反応（会話など）の変化<br>・顔色，脈拍測定時の皮膚の状態<br>・血圧，動脈圧とその波形，脈拍の数・緊張の変化<br>・心電図モニター上の心拍数 |
| five P's | pallor（蒼白）<br>prostration（虚脱）<br>perspiration（冷汗）<br>pulselessness（脈拍触知困難）<br>pulmonary deficiency<br>（呼吸困難） | ・顔色，脈拍測定時の皮膚の状態<br>・極度の消耗状態，意識レベルや反応の変化<br>・顔色，脈拍測定時の皮膚の状態<br>・脈拍の数・緊張の変化<br>・呼吸数・パターンの変化，口唇色<br>・パルスオキシメーターの酸素飽和度，努力呼吸の存在 |

表 5-13 ショックの原因別にみた臨床症状の違い

| 原因 | 血圧 | 心拍数 | 心拍出量 | 呼吸状態[*1] | 肺水腫 | 末梢静脈 | 末梢皮膚 | その他 |
|---|---|---|---|---|---|---|---|---|
| 循環血液量減少 | ↓ | ↑ | ↓ | 促迫 | − | 虚脱 | 蒼白，冷汗 |  |
| 心機能低下 | ↓ | ↑ または ↓ | ↓ | 促迫，困難 | 左心不全時＋ | 虚脱 | 蒼白，冷汗 | 胸痛 |
| 敗血症[*2] | ↓（→） | ↑ | ↑ | 促迫 | 時に＋ | 拡張 | 紅潮，温暖 | 発熱 |

[*1] 呼吸状態の変化は，代謝性アシドーシスに対する代償性過呼吸によって促迫となる．左心不全時には，肺水腫など肺の状態が悪化するため，呼吸が困難な状態（努力性の呼吸）にまで至る．
[*2] 敗血症ショックは，血管緊張の低下と心拍出量の代償性増加によって末梢皮膚が紅潮して温かくなるため，warm shock ともいわれる．ショック状態が継続すると，他のショックと同様に末梢循環不全状態を示し，cold shock と呼ばれる段階となる．表では，warm shock の段階のみを表示した．

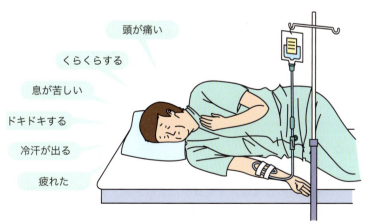

図 5-21 ショックの発見につながる患者の訴え

表 5-14 小川のショックスコア

| スコア | 3 | 2 | 1 | 0 |
|---|---|---|---|---|
| 血圧（mmHg） | < 60 | 60 ≦, < 80 | 80 ≦, < 100 | 100 ≦ |
| 脈拍/分 | 140 < | 120 <, ≦ 140 | 100 <, ≦ 120 | ≦ 100 |
| 尿量（mL/時） | 無尿 | < 25 | 25 ≦, < 50 | 50 ≦ |
| BE（mEq/L）* | <−15 | −15 ≦, <−10 | −10 ≦, <−5 | −5 ≦ |
| 意識 | 応答なし | 応答遅延 | 応答ややあり | 清明 |

*BE（Base Excess）とは：採血した血液を正常な $PaCO_2$ 40Torr の標準状態にし，かつ正常体温と同じ温度条件（37℃）で，その被検血液も pH を 7.4 に下げるのに必要な $H^+$ の量を mEq/L で示したもの．酸塩基平衡の程度を知ることができる．BE の基準値は 0 ± 2mEq/L であり，BE ＋は塩基過剰すなわち代謝性アルカローシス，BE −は塩基欠乏すなわち代謝性アシドーシスであると判断できる．ショック時には，末梢循環不全により酸素供給が低下し，嫌気性代謝からアシドーシスとなる．BE の低値は，この代謝変動を反映する．

**Q** MOF とは何ですか？

**A** multiple organ failure の略で，日本語では「多臓器不全」と訳されます．

ショックは，全身，特に末梢組織への短時間の血流障害状態ですが，その状態が続くと，複数の重要な臓器（肺，肝臓，腎臓など）が十分に機能を果たせなくなり，そのままでは死に至るような重篤な状態になります．この状態を日本語で多臓器不全といい，英語では multiple organ failure syndrome (MOFS), multiple organ system failure (MOSF), あるいは multiple organ dysfunction syndrome (MODS) などと表現されます．手術後に多臓器不全に陥る患者もいますので，術後看護を行う看護師は MOF についても知っておく必要があります．通常，多臓器不全の患者は，集中治療室管理になります．

## A 出血性ショック

### a. 原因・リスクファクター

術後ショックに最も多いのは循環血液量減少によるショックである．循環血液量の減少とは，体内に入る水分量に比べて体外に出る水分量が多く，その結果，血管内を循環する血液量が不足する状態だが，術後の患者の場合は出血による循環血液量不足が多いので，特に出

血に注意して患者を観察する．ショックの重症度は，出血量，出血の持続時間，出血速度によって決定するが，出血速度が速い場合は，特に生体の代償作用が働きにくいため重篤な状態になることが多い．例えば，帰室後にドレーンから大量の出血が始まった場合などは迅速な対応を要する状態である．さらに，生体が失う血液の割合によっても身体変化は大きく異なってくる（表 5-15）．

出血以外では，術中の多量の不感蒸泄や術後のサードスペースへの水分移動による循環血液量の不足がある．この場合，帰室後に利尿薬が投与されて排泄が促進されたり，体温上昇などによって末梢血管が拡張したりすると，循環血液量不足による血圧低下が出現する．したがって，術後管理では，水分出納バランスの観察が重要である．

#### b. 症状

出血性ショックの臨床症状は，図 5-22 のとおりである．症状は，出血の程度によって変化するため，出血量による主な症状の変化を表 5-15 にまとめた．

#### c. 看護

〔早期発見と初期対応まで〕

- 出血状態，バイタルサインの確認と医師への報告：出血状態，血圧，脈拍，呼吸，体温，意識，末梢循環を測定，観察し，医師に報告する（表 5-15）．出血速度が速い場合には報告を急ぐ．

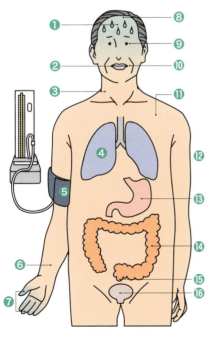

❶ 発汗，蒼白～灰白色の皮膚
　ショックの非代償期にはチアノーゼに移行
❷ チアノーゼ
❸ 頸静脈の平坦化
❹ 浅く速拍な呼吸
❺ 血圧低下，脈圧低下
　初期は血圧が上昇する場合がある
❻ 微弱で速拍な脈，四肢の表在静脈の血液充満遅延
❼ チアノーゼ
❽ おちつきのなさ，不安，意識レベルの低下，興奮，虚脱
❾ 瞳孔拡大
❿ 口渇，粘膜乾燥
⓫ 冷たく湿った皮膚，鳥肌
⓬ 代謝性アシドーシス
⓭ 嘔気，嘔吐
⓮ 腸蠕動音低下
⓯ 体温低下
⓰ 尿量低下（乏尿，無尿）

**図 5-22** 出血性ショックの臨床症状

**表 5-15** 出血の程度と身体変化

| クラス | およその出血量 | 予測される主な変化 | | | | | |
|---|---|---|---|---|---|---|---|
| | | バイタルサイン | | | | | その他 |
| | | 脈拍数 | 収縮期圧 | 拡張期圧 | 脈圧 | 呼吸数 | |
| I | < 15% | < 100 | → | | | | 場合により一時的な起立性低血圧 |
| II | 15〜30% | > 100 | → | ↑ | ↓ | 軽度↑ (20〜30) | 不安（mildly anxious）尿量軽度低下 |
| III | 30〜40% | > 120 | ↓ | ↓ | ↓ | ↑ (30〜40) | 不安または混乱状態 (anxious/confused) 尿量低下 静脈充満の遅延 |
| IV | > 40% | > 140 | ↓↓ | | ↓ | ↑ (> 35) | 意識レベル低下 冷たく灰白色の皮膚 無尿，静脈虚脱 |

→：変化なし，↑：上昇または増加，↓：低下または減少

　　出血状態：ドレーンの場合，いつから，どれくらい（時間と量），血液の色と性状（血性の程度，濃度，凝血の有無など）．ガーゼの場合は重量を測定して出血量を把握する．

〔医師への報告後の対応〕

・輸液・輸血管理：指示された輸液，輸血を急速投与する．微量投与が必要な薬剤では，シリンジポンプ等を使用して，適切に投与されるようにする．

・出血やショックの状態，およびショックの影響の評価：ヘマトクリットとヘモグロビン（出血程度），時間尿量とクレアチニン，BUN（腎臓の状態），CVP（循環血液量），BGA（代謝性アシドーシスの評価），前述の出血状態，血圧，脈拍，呼吸，体温，意識，末梢循環の測定・観察を継続し，患者の状態を評価する（大量出血後の低体温がありうるので，必ず体温も測定）．

　出血が体内で進行してショックを起こした場合，出血による循環血液量不足か脱水などによる循環血液量不足かの判別は困難である．しかし，ヘマトクリット値の変化は両者で異なるので判別の指標となる．すなわち出血では，出血後2〜3時間を経過すると，サードスペースから血管内に体液が移動して失血による循環血液量不足を補おうとするため，血液が希釈されヘマトクリット値は低下する．脱水などの場合は，体液喪失によって血漿量が減少して血液が濃縮されるため，ヘマトクリット値は上昇する．

　なお，出血直後にヘマトクリット値が低下しないのは，血漿と赤血球の両方が同じ比率で失われるからである．ゆえにヘマトクリット値は，出血直後から2時間ごとに，その値が安定するまで測定する必要がある．

### B 心原性ショック

#### a. 原因・リスクファクター

心臓の損傷や重篤な不整脈によって心拍出量が維持できなくなってショックに至るものを心原性ショックという．周手術期には，心臓の手術に限らず，手術侵襲による凝固能の変化などで心筋梗塞を発生したり，電解質バランスの崩れによって不整脈が出現する可能性が高くなる．心疾患の既往をもっている患者では，特に注意する．

#### b. 症状および看護のポイント

心原性ショックでは，状態が急激に変化する可能性が高いため，通常 ICU での管理となる．したがって，ここでは心原性ショック初期の基本的な対応を簡単にまとめておく．

- 血圧，脈拍，呼吸，体温，意識，末梢循環の観察は，出血性ショックと同様である．
- 心臓の状態を把握するために，胸痛の確認を行い，痛みがあればすぐに 12 誘導心電図モニターを実施する．
- 循環状態を把握するため，中心静脈圧の測定を行う．CV ラインは挿入されていないが静脈圧を把握したい場合は，図 5-23 のように患者をセミファーラー位にして鎖骨上 3～4cm の位置で頸静脈の拍動や怒張の観察を行う．
- 心不全および呼吸不全に適した体位をとる．

心原性ショックでは，左心不全で肺水腫を起こし呼吸困難となる場合があり，右心不全で中心静脈圧の上昇が認められる．この場合，トレンデレンブルグ体位によって，呼吸困難の悪化や中心静脈圧の上昇による心臓への負担増加が考えられる．したがって，心原性ショックでは，（変形）トレンデレンブルグ体位を使用しないのが一般的である．むしろ呼吸循環状態への負担を減らすために，頭部をやや挙上することがある．

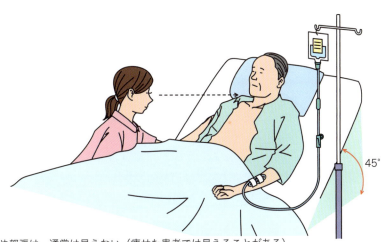

頸静脈の拍動や怒張は，通常は見えない（痩せた患者では見えることがある）．
見えた場合は，中心静脈圧の上昇の可能性がある．

図 5-23 頸静脈の観察

- 呼吸異常時は酸素投与，脈拍異常時は3点誘導心電図モニターを装着する．
- 血管作動薬，抗不整脈薬など厳密な管理を要する薬剤を輸液する場合は，シリンジポンプを使って管理を行う．

血管作動薬は，流量のささいな変化が血圧の急激な変動や脈拍の変動・不整脈を誘発するので，可能であれば通常の輸液ルートと別ルートから投与する．シリンジポンプは，0.1ml/hr単位で流量を設定でき，微量の点滴を正確な速度で輸液するのに適している．輸液ポンプの流量は，1ml/hr単位のため微量輸液にはシリンジポンプがより適している．また，事故防止のため，各ルートにテープを張り，投与されている薬剤名を表示しておくことが望ましい．

- 血液検査や生化学検査，血液ガス分析検査などを行う．

### C 敗血症性ショック

#### a. 原因

敗血症の重症度分類は，日本版敗血症診療ガイドライン初版では「敗血症」「重症敗血症」「敗血症性ショック」の3区分であったが，現在の2016年版では「敗血症」「敗血症性ショック」の2区分となった．これは，敗血症における治療ターゲットを臓器障害とし，"感染症による臓器障害を伴う状態"とする敗血症の定義に基づくものである．ゆえに，全身性炎症（SIRS）を認めても臓器不全に至らない感染症は，敗血症をとして定義しない[2]（図5-24）．

敗血性ショックは「敗血症のなかでも，急性循環不全により死亡率が高い重症な状態」として区分される．具体的には，輸液蘇生をしても平均動脈血圧65mmHg以上を保つのに血管収縮薬を必要とし，かつ血清乳酸値2mmol/L（18mg/dL）を超える病態とされている[2]．

〔敗血症性ショックの経過〕
- 敗血症性ショックは，血管緊張の低下と心拍出量の代償性増加で末梢が温かくなるwarm shockから，末梢循環不全状態を示すcold shockに移行していく．cold shockは治療（輸液）に対する良好な反応が得にくい重篤な状態であり，看護師はwarm shockの初期に患者の状態変化に気づく必要がある．

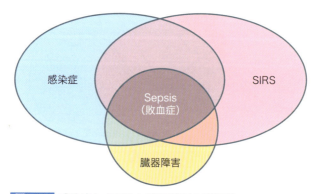

**図5-24** 感染症とSIRSと臓器障害の関連性

（西田　修，他：日本版敗血症診療ガイドライン2016．日救急医会誌，S16，2017．）

### b. 看護のポイント

・感染状態の把握：体温（全身性の反応の程度）や血液培養結果（感染の原因），薬剤感受性試験の結果（治療の適切性）を確認する．悪寒戦慄を伴う体温上昇時は，血液培養採血の必要性を医師に確認する．

・感染源の検索：患者に行われている侵襲的な処置（各種チューブ類など）の部位を観察する．チューブ挿入部などの発赤，腫脹，疼痛，発熱（局所の炎症反応）

・感染症への治療の遂行と評価：抗菌薬の投与を指示どおり実施し，熱型を観察，記録する．

### D アナフィラキシーショック（anaphylaxis shock）

#### a. アナフィラキシーとアナフィラキシーショックの定義

　アナフィラキシーとは，アレルゲン等の侵入により複数臓器に全身性にアレルギー症状が惹起され，生命に危機を与えうる過敏反応のことである．そのアナフィラキシーに血圧低下や意識障害を伴う場合をアナフィラキシーショックという[3]．アナフィラキシーショックは，発生頻度は少ないが重篤な場合には急激な死の転帰をたどる．術後のアナフィラキシーの抗原（原因）としては薬剤が最も考えられるので，薬剤に対する過敏症状を経験した患者では注意を要する．医療現場では，ゴム製品の材料となるラテックスに対するアレルギーにも注意が必要で，ゴム製品に触れる機会の多い職種の人でアトピー性皮膚炎のある場合はそのリスクが高いといわれている（PLUS ONE「ラテックスアレルギー」参照）．

#### b. 看護のポイント

・術前のアセスメント項目として，薬剤性アレルギーやラテックスアレルギーの既往を丁寧に問診する．

・ショック時の対応は，出血性ショックに同じ．

---

**PLUS ONE**

#### ラテックスアレルギー

　ラテックスアレルギーとは，ラテックス（ゴムの木の樹液）や，その加工によって作られたゴム製品に含まれるラテックス蛋白による即時型アレルギーをいいます．ゴム製品に対するアレルギーには遅延型もありますが，これは製品の製造過程で添加される化学物質が原因とされ，ラテックスアレルギーとは分けて考えます（ゴムアレルギー）[4]（表5-16）．ラテックス製品の身近なものは，ゴム手袋，ゴム製カテーテル，麻酔のエアバッグ，駆血帯などです．

　ラテックスに対して感受性をもつ人は増加しており，米国では医療従事者が高い割合（10％程度）で感作されているとの報告もあります[5]．また，アトピーを有する者はそうでない者に比べ，2.2～4.2倍感作されやすいといわれています．

　医療従事者に，ゴム手袋やそのパウダーでのかぶれやかゆみ，喘鳴などが出たら，

使用する手袋をプラスチック製やラテックスフリー，パウダーフリー（ノーパウダー）などに切り替えましょう．

[ラテックスアレルギーの問診上の注意点]

　ラテックスゴムを使用した製品に接触する機会が多い人は，本人の気づかない間にラテックスに感作されている場合があります．医療現場で使用する製品にはラテックスを含む物が多く，医療サービス（特に入院して受ける医療）を頻繁に受けている患者は，ラテックスに感作される可能性が高いとの指摘もあるほどです．

　また，米国での報告[6]では，ラテックスアレルギー患者の80％はそれに先立ってゴムアレルギーがあったとされています．したがって，職場や家庭でゴム手袋を多用していた患者から，「最近，原因不明のアレルギー症状がある」などの訴えがあった場合には，ゴムアレルギーの可能性があり，ラテックスアレルギーについても注意を必要とします．

　ゴムアレルギーやラテックスアレルギーを発見するには，問診の項目に，コンドームやゴム風船などに触れた後や，バナナ，アボカド，栗など（ラテックス成分と似ている蛋白質を含む食物，図 5-25）を食べた後にアレルギー症状が出たことがないかを含め，患者が気づいていないアレルギーの情報を収集することです．職種として注意を要するのは，ゴム手袋使用の頻度が高い医療従事者，清掃業者，主婦，花屋などです．

　ゴムアレルギー，ラテックスアレルギーの疑われる患者では，他のアレルギーと同様に情報を記録に残すだけでなく，患者にかかわる病院職員に対して，その患者にはゴム手袋でなくプラスチック手袋を使用したり，ゴム製の医療器具の使用を控えるように説明します．特に，粘膜にゴム製品を使用した場合の症状は重篤になると報告されているため，注意が必要です．

表 5-16　ラテックスによるアレルギー反応の違い

|  | ラテックスアレルギー | ゴムアレルギー | 接触性皮膚炎 |
| --- | --- | --- | --- |
| 原因物質 | ラテックス蛋白 | ラテックス製品中の化学物質 | ラテックス製品中の化学物質 |
| 症状出現 | 接触後数分〜2時間まで | 接触後，半日〜2日を経て | 日時をかけてゆっくりと |

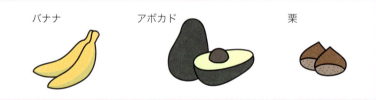

図 5-25　ラテックスと似た成分の蛋白質を含む食物

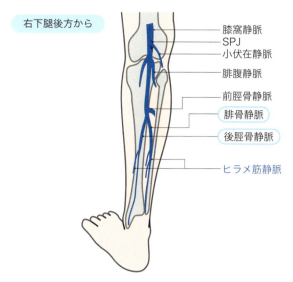

図 5-26 血液が停滞しやすいヒラメ筋静脈

### (3) 血栓症 (thrombosis)

◆原因

　血栓とは，血小板の粘着，凝集，血液の凝固によって生じる塊をさし，それによって血管が閉塞した状態を血栓症という．術後に特に注意を要するのは，深部静脈血栓症（deep vein thrombosis；DVT）と肺血栓塞栓（pulmonary thromboembolism；PTE）である．肺塞栓は，その発生によって致死的状況に陥ることがあり，予防が非常に重要である．原因には，術後の安静による血流異常（特に下腿のヒラメ筋静脈に血液が停滞しやすい（図5-26））や手術侵襲による凝固能の亢進などがあげられ，脱水状態などがそれを助長することがある．最も注意を要する時期は，術後の安静状態から動きはじめる歩行開始の時期であり，活動直後に血栓が血管壁から剥離し，血流にのって移動する危険性がある．血栓以外にも，脂肪，空気，ガス，腫瘍などで血管の閉塞が起こる可能性があり，種々の原因による血管・リンパ管の閉鎖は塞栓症（embolism）と呼ばれる．肥満患者の手術後は脂肪塞栓に注意し，気腹法での腹腔鏡下手術後にはガス塞栓の可能性を考慮して観察を行う必要がある（p.96，PLUS ONE「深部静脈血栓症」参照）．

◆リスクファクター

- 高齢，長期臥床，四肢麻痺，深部静脈血栓症の既往，悪性疾患，肥満，下肢静脈瘤，心疾患，梗塞（心筋，脳），エストロゲン療法（高容量）がある患者．
- 整形外科手術（骨盤〜下肢の骨折，脊椎損傷など），腹部の手術，骨盤内の手術（婦人科手術や泌尿器手術），麻酔時間の長い手術の術後．

### 症状・看護

#### a. 症状の早期発見のポイント
- 深部血栓性静脈炎：静脈にそっての発赤・腫脹・熱感・疼痛，腓腹筋の緊満痛，発熱など．
- 肺塞栓：突然に起こった呼吸困難，胸痛，チアノーゼ，咳嗽，$SpO_2$（$SaO_2$）の急激な低下など．

#### b. 血栓の予防
- 床上安静の間は間欠的空気加圧装置を着ける．あるいは，両下肢に弾性ストッキングをはき，膝の屈曲や足首の回旋などの運動や体位変換を促す．
- 弾性ストッキングの副作用には「痛み」「かゆみ」「発赤・水泡」がある．副作用を発見したらすぐにストッキングを取り除く．
- 早期離床を促し，床上安静期間をできるだけ短くする．
- 適切な輸液管理を行う．

### 引用文献

1) 小川　龍：ショックの定量的評価：ショックスコアの提案．救急医学，3：329，1980．
2) 西田　修，他：日本版敗血症診療ガイドライン2016．日救急医会誌，S16-17，2017．
3) 日本アレルギー学会Anaphylaxis対策特別委員会編：アナフィラキシーガイドライン．p.4，2014．
4) 赤澤　晃：ラテックスアレルギー安全対策ガイドライン2013　ここだけはおさえておきたいラテックスアレルギー．アレルギー，64（5）：700-702，2015．
5) 生野麻美子：職業性手湿疹の治療と対策　天然ゴムラテックスに対する即時型アレルギー．皮膚病診療，20（3）：261-271，1998．
6) Gritter,M.：The latex threat．Am J Nurs，98（9）：26-33，1998．

# ❷ 呼吸器系合併症と看護

## OBJECTIVES

**1** 術後の呼吸器合併症（無気肺，肺炎）の原因と症状を理解する

**2** 術後患者に対する呼吸器系への看護援助方法を理解する

　全身麻酔での手術は，術後に「換気機能の低下」が起こりやすい．術式別にみると，肺切除術で最も「％肺活量」が低下し，次に開胸術，上腹部手術，下腹部手術の順で低下しており，術後肺合併症の発生率もこの術式の順に多い．また，肺機能低下は術後1週間以内で最も顕著であり，看護師は術前トレーニングで患者に説明・実施した呼吸法を，術直後から実施していけるように働きかけていく必要がある．

　**特に高齢者においては，術後に最も起こりやすいのが肺合併症**であり，次のようなことがわかっている．人は加齢とともに背筋力が低下し，背中が徐々に丸まって円背姿勢（猫背）となり，胸郭の形状が変化して肺にも影響が及ぶ．さらに，肺の呼吸機能を示す「1秒量」は，25歳を過ぎたころから徐々に低下し，「肺活量」や「最大酸素摂取量」も加齢とともに減少していく．このような生理的な変化に加えて，喫煙や大気汚染，呼吸器感染などによって，呼吸器の老化が進んでいくのである．

### (1) 無気肺 (atelectasis), 肺炎 (pneumonia)

　術後3日以内に生じた持続性の発熱では，無気肺が最も疑われる．無気肺とは，肺の一部が虚脱して肺胞に空気を含まない状態のことである．肺底部に起こりやすく，ときに肺炎に進行するので，早期の適切な対応が求められる．

### ▶原因

〔無気肺〕

a. 気管内挿管や麻酔薬などによって気管・気管支内にある線毛の運動が妨げられると，痰や誤嚥した異物（食物），あるいは手術による血液などが気管支・細気管支内部に付着して気道が閉塞され，それよりも末梢の肺胞に空気が入っていかないために，肺の一部が虚脱した状態となる．

b. 仰臥位時の肺の背側は換気が少なく，特に3時間以上におよぶ仰臥位での手術では，背側になった肺区域からの分泌物が喀出困難となって無気肺を生じやすい．

c. 麻酔からの覚醒が不十分な場合や，疼痛によって呼吸運動が低下すると，気管・気管支内の分泌物を喀出する力が弱まり，無気肺を生じやすい．

d. 通常の呼吸では1時間に10回程度のため息呼吸をしているが，手術中には行われず換気パターンが変化することで細気管支が虚脱して無気肺を生じる（これを気道閉塞現象という）．

〔肺炎〕

　嚥下性肺炎は術後患者のみならず，重症患者や睡眠中の高齢者においてもかなり起こっていることが知られている．唾液を飲み込む際に，一緒に飲み込む口腔内細菌は，胃内の酸度がpH 3.0以下であれば15分以内に死滅する．しかし，胃内の酸度がpH 4.0以上のときは細菌が繁殖する．そして，このような胃内容物を誤嚥すると肺炎を引き起こす．時には敗血症などの重症感染症を起こすこともある．

　さらにpH 2.5以下の酸度の強い液体を誤嚥した場合には，少量であっても肺に浮腫を生じ，化学的な損傷による嚥下性肺炎（特に化学性肺炎とかメンデルソン症候群 Mendelson's syndrome と呼ぶ）を生じる[1]．

　また，無気肺から移行する肺炎や，胃管カテーテルからの内容が逆流して気道内に入り，肺炎を起こす場合などがある．

### ▶症状

〔無気肺〕

　肺の一区域のみの無気肺では，ほとんど自覚症状はない．しかし，急性で広範囲に起これば，胸郭運動が制限されるので呼吸音の減弱が起こり，呼吸困難，胸痛，チアノーゼ，冷汗，末梢循環不全などを生じる．聴診すると喘鳴が聞こえるが閉塞している部分では肺音の聴取はできない．

〔肺炎〕

　発熱，頻脈，呼吸困難，白血球数の増加，レントゲン上の陰影など

### ▶治療および看護

　術前呼吸トレーニングで実施した「深呼吸法」や「含嗽法」，「体位変換などの早期離床」を実施することで無気肺を予防できる．それでも無気肺を生じてしまった場合には，強い咳嗽によって排痰などを促すようにする．この際，含嗽や吸入で口腔内の湿潤を保つと排痰しやすい．それでも，なかなか排出できなくて苦痛が強い場合には吸引を行う．なお，術後肺炎になった場合には，抗菌薬の投与が必要である．

〔吸入療法〕

#### a. 吸入療法の目的
・気道閉塞の緩和（気管支の拡張）
・気道内分泌物の排除

#### b. 手術後患者の特徴と吸入の適応

　全身麻酔（気管内挿管による吸入麻酔）で手術を受けた患者は，以下のような状態にあるため，たとえ術直後に痰の喀出困難などがなくても，気道内分泌物による気道閉塞などを予防する目的で，定期的に吸入を実施する必要がある．

　①気管内チューブ，麻酔薬，術中の吸引などによる刺激によって，気道内分泌物が増加し，粘稠度が高まる．

### PLUS ONE

**肺葉と気管支分節から考える肺音の聴診**

肺の前面・後面・側面と気管支を図 5-27-a 〜 g に示しました．仰臥位で行われた手術後に最も痰の貯留しやすい後肺底区（右肺の下葉，左肺の下葉）の肺音聴診は，仰臥位時には前面から聴取することが困難です．循環動態が不安定なために，仰臥位のまま後肺底区の肺音を聴取するような場合には，聴取しようとする肺側のベッドを押さえて間隙をつくり，そこに聴診器を挿入して第10肋骨より上の後胸部の肺音を背側から聴きます．あるいは体位変換用のクッションなどを挿入して，間隙をつくり，後胸部の肺音を背側から聴くとよいでしょう．

左右の外側肺底区（右肺の下葉，左肺の下葉）の肺音は，中腋窩線上で第8肋骨より上の側胸部に聴診器を当てます．いずれにしても肺音を聴取するときには肺の前面だけではなく，術後に痰が貯留しやすい後面や側面の肺音も聴取することが大切です（第3巻 第2章❷（2）「肺音の聴取」参照）．

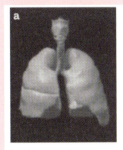
前面からみた肺：
下葉部分が少ない

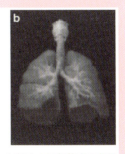
気管支と細気管支の走行

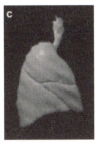
横からみた右葉

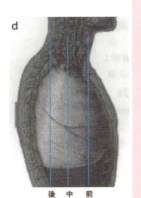
横からみた右葉：
下葉の位置に注目

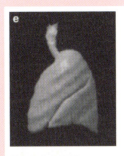
横からみた左葉

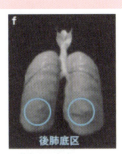
後面からみた肺

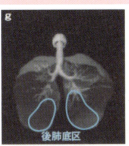
肺底区の細気管支
（b を後方へ回転した図）

仰臥位時の肺は，心臓の圧迫を受けるので左下肺野（左後肺底区）に無気肺を生じやすい．

図 5-27 （図は A.D.A.M.Interactive Anatomy（CD-ROM）より引用）

②麻酔薬，筋弛緩薬による筋力の低下，咳嗽反射の低下．
③手術創の疼痛，不安などによる体動や咳嗽の抑制．

すなわち，術後患者は自力で気道内分泌物を排出することが困難な状況になりやすく，無気肺を起こしやすい．無気肺が起こりやすい時期は，術後48時間以内である．ゆえにこの時期に吸入を行い，気道を湿潤させて分泌物を融解し，痰の喀出を良くすることが大切である．

また，術後無気肺の予防のための援助は，深呼吸，吸入，クラッピングなどをそれぞれ行うのではなく，患者の状況に応じて計画的に組み合わせて実施することで，効果的な予防策とすることができる．

〈例〉 ①鎮痛薬によって創部の痛みを取り除く．
②吸入を行い気管の線毛運動を促す．また気管支拡張薬の薬液噴霧によって気管支を拡張させる．
③含嗽によって吸入後に口腔粘膜に付着した薬液を除去するとともに，咽頭を湿潤させて分泌物の喀出を容易にする．
④深呼吸をすることによって，線毛運動を活発化させ，さらに分泌物を気道へ移動させる．
⑤咳をすることで一気に痰を喀出する．

### c. 吸入器（nebulizer：ネブライザー）の原理

液体または個体の小粒子が気体中で浮遊状態にあるものをエアロゾルといい，このエアロゾルをつくる装置のことをネブライザーという．滅菌精製水（あるいは薬液）に超音波振動を与えることによって，細かい粒子の霧を発生させる超音波ネブライザーが，術後患者には適している（図5-28）．

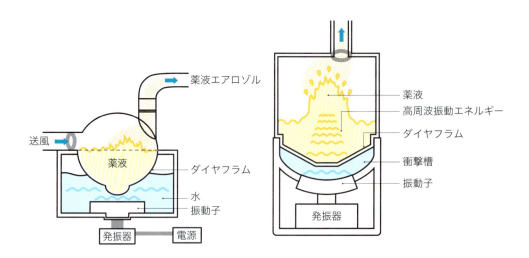

図5-28 超音波ネブライザーの原理

- 超音波ネブライザーの粒子の大きさは，0.5〜8μmであり，肺胞まで到達する．
- コンプレッサー式ネブライザーの粒子は，3〜10μmであり，細気管支までの到達である．

### d. 吸入の実施方法

術後の吸入は医師の指示であるが，患者の状況をアセスメントし，看護師の判断で実施時期や回数を決定する．

① 指示された去痰薬や気管支拡張薬を準備する．通常，1回の吸入で2〜3mLを10〜15分間で吸入する．1日3〜4回実施する．
② 吸入中は，深呼吸をゆっくりと行うように説明する．ただし，吸入用のマウスピースを口にくわえるか，口のそばにセットするので，鼻からの吸息ではなく口呼吸を行うことになる．
③ 途中でむせた場合は一時中止し，ゆっくりと深呼吸して呼吸を整えた後，少量ずつ吸入を開始していく．
④ 呼吸状態，動悸，チアノーゼ，冷汗，嘔気・嘔吐，薬剤の副作用などに注意する．
⑤ 終了後，口腔粘膜に付着した薬剤を除去するために，含嗽を行う．

**引用文献**

1) 高橋英気：嚥下性肺炎とその予防．総合臨床，10（56）：2837-2842，2007．

# ❸ 消化器系合併症と看護

## OBJECTIVES
**1** 術後の消化器系合併症（縫合不全，腸閉塞）の原因と症状を理解する
**2** 術後患者に対する消化器系への看護援助方法を理解する

### （1）縫合不全（anastomotic leakage）

縫合不全とは，主に手術の際に縫合した組織間が十分な癒合を起こさず，縫合部位の一部分が離開，あるいは創の深部まで貫通して開いた状態である．特に，消化管の手術後に起こりやすい．例えば胃切除術を受けた患者は開腹・胃切除・胃再建術を受けるので，創部は「腹部正中にある創で，表皮，筋層，腹膜までを切開して縫合した部分」と，「腹腔内の手術部位で，胃再建術部の残胃と腸の吻合部分」である．

#### ➡️原因

正常な創癒合の過程は，縫合してから2～3日の後に組織中の線維芽細胞の活性化が起こり，1週間前後で癒合が完成する．縫合不全はこの過程のどこかで血行障害や吻合部の過度の緊張，感染などを生じたものであり，術後2～10日目頃に出現しやすい．全身的因子としては，低蛋白血症や糖尿病，肥満，貧血，肝硬変，感染などがある．また，ステロイド剤による長期間内服治療を受けながら調整・補正が確立できないうちに手術となった患者の場合などもリスクが高い．局所的因子としての吻合部圧迫の原因は，残胃に消化液・滲出液が貯留して内圧が高まり，吻合部に張力が加わることによる．また，不適切な縫合材料の使用や縫合部周囲の感染などが考えられる．

#### ➡️症状

全身的症状としては一般的な感染症などと同様であり，発熱，白血球増加，CRPの高値，脈拍数増加，といった炎症反応が現れる．この際，手術侵襲としての生体反応か病的な反応であるかの判断が必要である．

局所的症状では，創部離解，疼痛，発赤，腫脹，滲出液の増加などがみられる．胃や腸管の吻合部縫合不全では，胃液・胆汁・膵液・十二指腸液が腹腔内に流出するために，腹痛がみられ腹膜炎を併発する．特に，胆汁や膵液の漏出では組織の融解を起こす．

#### ➡️治療・看護

縫合不全に対するケアは縫合不全が起こる原因を理解し，基本的にそれらの原因・影響に対する対症療法を行う．また，腹腔内の手術部位で，胃再建術部の残胃と腸の吻合部分の縫合不全などでは，消化液の漏出や腹腔内出血の続発により，ときに致命的となるため，それらが疑われる場合は再開腹などを行うこともある．さらに，創部の感染防止や体位による創部の緊張回避，輸液・食事管理，指示された抗菌薬の投与といったケアも重要である．

**Q1** 「縫合 (suture)」と「吻合 (anastomosis)」は違うのでしょうか？

**A1** 「縫合」と「吻合」は区別しています．それは創部の縫い合わせた状態によって違い，胃や食道や腸を一度切り離した後，再び管腔臓器で縫い合わせたものを「吻合」といいます．厳密にいうと切った管腔臓器の断端と断端との縫い合わせは「端端吻合」であり，切った断端と管腔臓器の側腹部を縫い合わせることを「端側腹吻合」といいます（図 5-29）．

「縫合」とは，吻合を含む表現で，皮膚や筋層，腹膜などを縫い合わせることすべてを指します．

**Q2** 「吻合部の縫合不全」は，「吻合不全か」「縫合不全か」？

**A2** 病変部を切り離した後に「吻合」された創部が何らかの原因で治癒せず，一部が開いた状態は「吻合部の縫合不全」です．慣習的に吻合部縫合不全を省略して「縫合不全」といい，「吻合不全」とはあまりいいません．

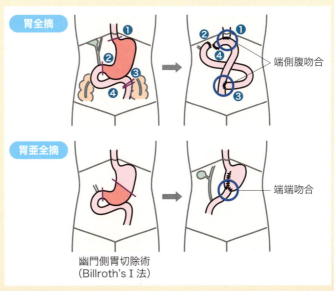

幽門側胃切除術
（Billroth's Ⅰ法）

**図 5-29** 吻合の種類

## （2）腸閉塞とイレウス（ileus）

　従来，わが国では，腸閉塞による機械的イレウスと，汎発性腹膜炎などによる腸管麻痺に起因する機能性イレウスのいずれをもイレウスと呼んできた．しかし海外では，機能性イレウス（腸管麻痺）のみをイレウスとよび，機械性イレウスは腸閉塞と呼称されている．そのため，わが国の急性腹症ガイドライン 2015 においても，腸閉塞とイレウスは明確に区別されており[1]，本書もそれに従った．

　術後の腸管は消化管の機能が低下した状態で，腸蠕動が不活発で排ガスがないことから生理的腸管麻痺といわれる．その症状は術後 2 ～ 4 日目ごろまで続き，徐々に腸蠕動がみられて排ガスとともに回復する．この時期を過ぎても腸蠕動がみられないと明らかに病的である．

### ➡分類

#### a. 腸閉塞
・単純性腸閉塞（閉塞性腸閉塞）：腸管の血行障害を伴わないもの
・複雑性腸閉塞（絞扼性腸閉塞）：腸管の血行障害を伴うもの

#### b. イレウス
・麻痺性イレウス：開腹術後の生理的なもの
・痙攣性イレウス：薬物などによって腸管が強く収縮し痙攣するもの

### ➡原因

#### a. 腸閉塞
・腸管壁の腫瘍などの器質的な変化
・癒着によるもの（開腹術後の癒着による腸閉塞が最も多い）
・胆石など異物による単純なもの
・腸捻転，ヘルニア嵌頓など

#### b. イレウス
・腸管に器質的な変化がなく，腸管壁の運動を支配する神経や腸管筋の異常によって起こる．例えば，開腹術後のイレウスの発症には次のような因子がある．
〔開腹術後のイレウス発症因子〕
・開腹後，胃切除に至るまで腸や腸間膜，大網などが外気の刺激を受ける．
・胃再建術のために腸管を過伸展したり，腸管の癒着を解除したりするなどの手術操作によって生理的彎曲が障害される．
・麻酔薬，筋弛緩薬の影響
・Auerbach 神経叢の刺激
・腹腔神経節であるリンパ切除
・術後縫合不全
・感染症
・術後疼痛やドレーン挿入などによる体動抑制

## ◆症状

### a. 腸閉塞

単純性腸閉塞の症状は，腸管閉塞部より口側腸管の腸液が貯留して，腸管の拡張を生じる．腸管は拡張すると腸液の再吸収が低下するので，腸内細菌によって腐敗や発酵が進み，大量のガスを生じる．ゆえにさらに腸管の拡大が強まり，嘔気・嘔吐・腹部膨満が増強する．

複雑性腸閉塞は，腸間膜を絞めつけて血行障害を起こし，腸管が壊死に陥るので，激しい腹痛，腹膜刺激症状がみられ，ショック症状が現れる．腸雑音を聴診すると，水琴の音または金属性腸雑音が聴取できる．腹部X線写真ではガス像，鏡画像を認める．

### b. イレウス

開腹術後の麻痺性イレウスでは，腸蠕動がなく，腸雑音は減弱または消失する．

排ガスがなく腸管内にガスが貯留して，腹部膨満感や嘔気・嘔吐の訴えが強くなる．

## ◆治療・看護

### a. 腸閉塞の治療

血行障害を伴う腸閉塞か，血行障害を伴わないものかによって治療法が異なり，絞扼性腸閉塞の場合は，緊急手術を必要とする．

術後の癒着性腸閉塞の場合は，まず保存的療法が選択される．約1週間保存的療法を実施しても症状が改善しない場合は，手術療法を考慮する．

〔保存的療法〕

絶飲食として輸液を行い，抗生物質の投与と腸管内の減圧を図る．腸管内の減圧には通常イレウスチューブ\*が使用される．

保存的療法によって症状が改善されたかどうかの指標は，以下のとおりである．

①腹部症状の改善，②排ガス，排便がある，③胃チューブやイレウスチューブからの排液量の減少，④腹部X線所見で，小腸ガスが減少し大腸ガスが出現．

\*イレウスチューブとは，先端にバルーンの付いた2.4～3.2mの長い管のことである．経鼻的に挿入し，腸蠕動とともに肛門側へ移動するようになっている．

### b. イレウスの看護

まず，術後24～72時間で腸蠕動が回復すること，そして高度の腸管機能障害が起こらないようにすることを目指す．

〔観察〕

腹部の聴診による腸蠕動音，腹部視診と触診による腹部膨満の程度，腹痛の有無，嘔気・嘔吐の程度，腹部X線所見．

〔直接的ケア〕

①体位変換から歩行への援助

体位変換は循環不全を解消するとともに，筋肉の緊張緩和，視野の変化から気分転換ともなり，身体機能を高める．また，体腔内の滲出液が動くことで停滞せずに排出が促され，腸蠕動も高まる．効果を高めるために麻酔覚醒後から積極的に行う．

また，術後1日目の循環動態が安定していれば，疼痛管理を行ってから離床を促す．このとき，離床前から下肢の屈曲運動を行い，上体を徐々に挙上して起立性低血圧を生じないように留意しながら援助する．
　②腹部温器法やマッサージによる腸蠕動運動の促進
　イレウスの予防策として，腹部，腰部（L3～L5）にハッカ油を用いた温湿布やマッサージは効果的である．

引用文献

1）急性腹症診療ガイドライン出版委員会編：急性腹症ガイドライン2015．p.16．医学書院，2015．

# ④ 泌尿器系合併症と看護

## OBJECTIVES

**1** 手術後の泌尿器系合併症（急性腎不全，排尿障害，尿路感染）の原因と症状・予防策を理解する

**2** 術中に排尿支配神経を損傷した患者に対する排泄援助方法を理解する

**3** 膀胱留置カテーテルの清潔操作を理解する

### (1) 泌尿器系合併症の発生 （図 5-30）

尿は腎臓で生成され，腎盂，尿管，膀胱および尿道で収集・貯留されて体外に放出される．術後の泌尿器系合併症では，急性腎不全，排尿障害，尿路感染の発生が多く，その発生原因は，膀胱留置カテーテル挿入中と抜去後で異なっている．

### A 膀胱留置カテーテル挿入中

腎臓での尿の生成には循環血液量やその浸透圧，血圧が大きく影響するが，術後はこれらの要因が手術侵襲や術後管理によって変化しやすい状態である．尿量減少（尿の生成低下）は，循環血液量，浸透圧および血圧のいずれかが低下した場合に起こる．例えば，術中の出血量が多かったにもかかわらず，輸液が十分に行われなかった場合などは，循環血液量の低下を招くために尿量が減少する．尿量減少の早期にその状態を改善しなければ，腎臓の機能そのものを障害する重篤な事態になりうる（急性腎不全）．

腎盂，尿管，膀胱，尿道に起因する尿量減少は，尿の体外排出が滞って起こる（排尿障害）．これは，膀胱留置カテーテルと局所麻酔の影響で発生することが多い．膀胱留置カテーテル挿入中は，挿入時の尿道損傷による血尿が最も予測され，血性が強い場合には凝血（コアグ

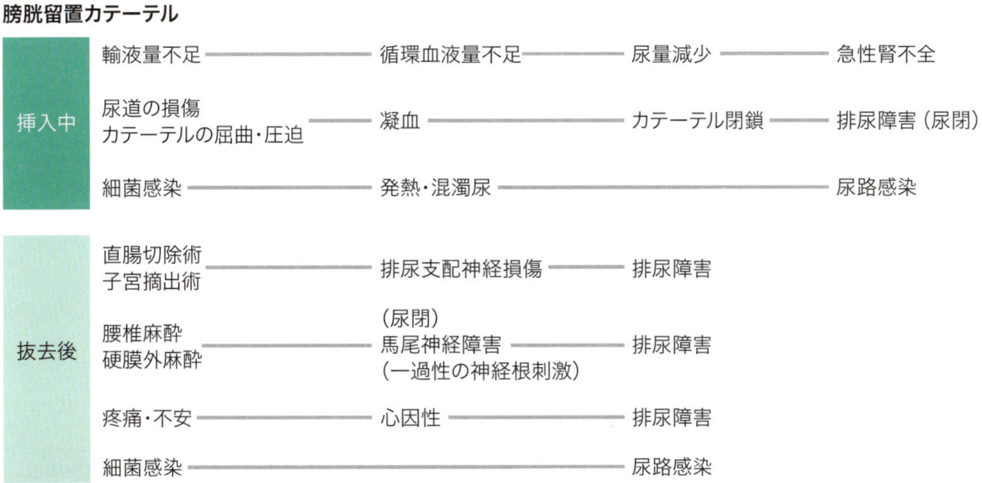

**膀胱留置カテーテル**

| | | | | |
|---|---|---|---|---|
| **挿入中** | 輸液量不足 | 循環血液量不足 | 尿量減少 | 急性腎不全 |
| | 尿道の損傷 カテーテルの屈曲・圧迫 | 凝血 | カテーテル閉鎖 | 排尿障害（尿閉） |
| | 細菌感染 | 発熱・混濁尿 | | 尿路感染 |
| **抜去後** | 直腸切除術 子宮摘出術 | 排尿支配神経損傷 | 排尿障害 | |
| | 腰椎麻酔 硬膜外麻酔 | （尿閉） 馬尾神経障害 （一過性の神経根刺激） | 排尿障害 | |
| | 疼痛・不安 | 心因性 | 排尿障害 | |
| | 細菌感染 | | 尿路感染 | |

**図 5-30** 泌尿器系合併症の発生

ラ）を形成して膀胱留置カテーテルを閉塞することがある．その他の要因では，カテーテルの折れや患者の身体による圧迫，カテーテル内の空気などによって起こるカテーテルの閉鎖が多い．

尿路感染は，菌の侵入ルートによって，下部尿道から上行性に感染する場合と，血中から腎盂あるいは腎臓から膀胱のように下行性に感染する場合に分類される．一般的には，大腸菌による上行感染の発生率が高い．また，膀胱留置カテーテルが挿入されている場合は，細菌の侵入門戸（portal of entry to the susceptible host）となりやすい部位があるため，そこからの感染の危険性が高い（図 5-31）．

### B 膀胱留置カテーテル抜去後

術後の排尿障害は，主に手術操作，局所麻酔，心因のいずれかが原因で発生する．いずれも尿の生成に問題はなく，尿の排出が自然に行えない状態となるため，膀胱留置カテーテル後に援助が必要となる．

手術操作によって排尿障害を起こす可能性のある手術は，直腸切除術（Miles 術）や子宮摘出術（広汎子宮全摘出術）である．これらの手術は，術野の側を膀胱・尿道を支配する神経（下腹神経，骨盤神経，陰部神経）が走行し，かつ手術対象臓器と膀胱が隣接しているために膀胱が手術操作の影響を多大に受けることになる．また，広汎子宮全摘出術では骨盤神経などの切断以外に，膀胱・尿管の支柱となる基靱帯，子宮膀胱靱帯なども切断するため，さらに排尿障害を起こしやすくなる．それぞれの手術と排尿支配神経との関係を図に示した（図 5-32，33）．

局所麻酔では，特に腰椎麻酔後の患者で，尿の体外放出が困難になる傾向がある．主な原

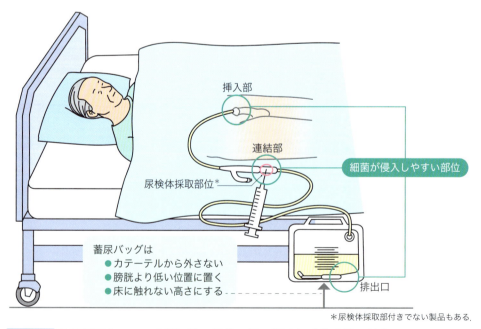

図 5-31 膀胱留置カテーテル挿入時の細菌の侵入門戸と感染予防の基本

因は，麻酔操作による末梢神経損傷あるいは神経根刺激である．神経損傷は，第2腰椎（L2）の脊髄神経根の集合（L2は脊髄の下端）である馬尾神経に起こりやすく（図5-34），何らかの理由で馬尾神経に起こる障害を馬尾症候群と呼ぶ．

心因性の排尿障害は，患者が何らかの理由で不安や緊張を感じることで起こる．一般的に，術後の不安や緊張は，疼痛や疲労，睡眠不足などによって引き起こされるが，それ以外に過去における排尿障害の経験の影響も無視できない．これまでの入院や手術経験で排尿障害を体験していると，「また，尿が出ないのではないか……」と不安に感じたり，排尿時に緊張してしまうことが多い．また，手術操作や局所麻酔の影響で排尿障害を生じた患者が，自然排尿に対して自信を失うと，手術操作や局所麻酔などの影響が消失した後も排尿障害が持続するという結果を招く．

尿路感染の原因としては，カテーテル抜去後の残尿が細菌繁殖の温床となる点があげられる．術後に残尿が多い場合や1日尿量が少ない場合は，通常よりも尿路感染の危険性が高くなるため，排泄に対する援助が特に重要となる．

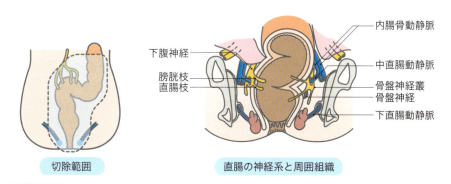

図 5-32 Miles 術と排尿支配神経

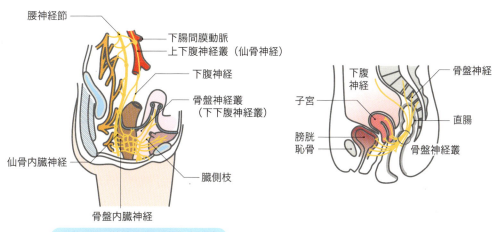

図 5-33 広汎子宮全摘出術と排尿支配神経

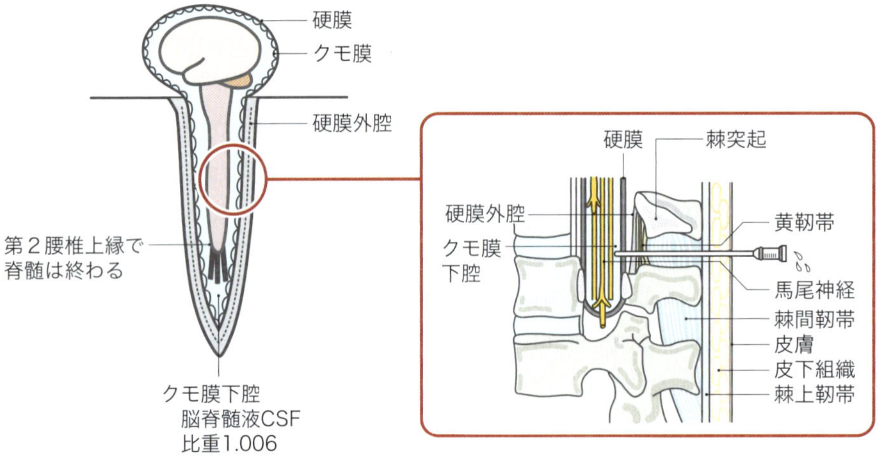

2 術後合併症の予防に関する看護

**図 5-34** 腰椎麻酔と馬尾神経

### PLUS ONE

#### 泌尿器系合併症に関する用語の定義

尿量減少：原因のいかんを問わず尿排泄量が少なくなった状態です．1日の尿量が，400mL 以下に減少した状態を乏尿（oliguria），100mL 以下に減少した状態を無尿（anuria）といいます．原因が，腎臓での尿生成にあれば腎性，腎臓での尿生成以前にあれば腎前性，尿生成後にあれば腎後性と区別して考えます．尿は生成されているが体外への排出が阻害されている場合は，腎後性であり，通常は尿閉（urinary retention）といいます．

尿路感染（urinary tract infections；UTI）：腎盂から尿管，膀胱，尿道に至る部位に起こった感染の総称です．感染による炎症症状の部位により，腎盂腎炎（pyelonephritis），膀胱炎（cystitis），尿道炎（urethritis）と呼ばれます．

### （2）泌尿器系合併症と看護

#### A 循環血液量不足による尿量減少

##### a. 尿量を観察する．

・尿量が 0.5mL/kg/hr 以下，または 40mL/hr 以下の場合は早急に対処が必要なため，至急医師に報告する．

・0.5 〜 1mL/kg/hr の場合は，輸液量を考慮しながら注意深く観察する必要がある．

##### b. 尿の生成に影響する要因を観察する．

・尿の生成が低下する状況（循環血液量低下，浸透圧低下，血圧低下）が発生した場合は，医師に報告する．

### B カテーテル閉鎖による尿量減少

#### a. 尿の体外排出に影響する要因を観察する.

・尿の性状:血尿,ヘモグロビン尿,膿尿,尿混濁,尿中浮遊物など→血尿など尿の性状変化があっても,軽度であれば観察を続けるのみで対処する.ただし,血尿が悪化したり,尿の流出が停止したり,大きな凝血などが観察されたりした場合は必ず医師に報告する.

・尿の貯留状況:尿意,残尿感,腹部の緊満など

#### b. 尿の体外排出を促す援助をする.

・カテーテルの閉鎖を防ぐため,カテーテルの折れや患者の身体による圧迫に適宜注意する.カテーテル内の空気による尿流出阻止に注意し,必要時はチューブをミルキングする.

### C 術式による排尿障害

#### a. 膀胱留置カテーテル抜去後の尿閉期間は,排尿間隔を考慮して定期的に導尿する.

・尿意があればそのときに,また,尿意がなければ定期的に,まず自然排尿を試みてもらう.尿量は必ず測定し,1回量が少なかったり,残尿感がある場合には一時的導尿を行う.導尿によって排出された尿は量や性状を観察して記録する.自然排尿後に膀胱内に残っている尿を残尿といい,残尿を測ることを残尿測定という.

---

**排尿間隔の計算**

例:広汎子宮全摘出術*を行った体重60kgの患者さんが,今排尿を行い,残尿測定を終了したところです.もし患者さんが尿意を訴えなかった場合,次の排尿は何時間後に促せばよいでしょうか?

尿量基準値 = 1mL/kg/hr →体重60kgの患者の1時間尿量=約60mL
目安1回尿量 = 200〜300mL →1回尿量の最小・最大値をそれぞれ患者の時間
　　　　　　　　　　　尿量で割る.最小値:200mL ÷ 60mL ≒ 3.33 → 3.33時間
0.33時間 = 0.33 × 60分 = 19.8分したがって3.33時間は約3時間20分
最大値:300mL ÷ 60mL = 5 → 5時間

膀胱内尿量は,3時間20分で200mL,5時間で300mLになると計算上予測できる.したがって,次回は3時間20分〜5時間後の間に排尿を促す.

*広汎子宮全摘出術:尿閉の発生頻度が高く,膀胱留置カテーテル抜去後に定期的な導尿(残尿測定)が必要である.

---

#### b. 尿意の早期回復のため,自然な排尿パターンに合わせて排尿を促す.

・患者の尿意が明確でない時期は,患者の体重から時間尿を算出し,1回排尿量が自然排尿パターンに近い200〜300mLになる時間帯に排尿を促す.特に,膀胱周囲の手術操作を要した患者においては,1回尿量が500mL以上になると,膀胱充満による圧迫で

創部の安静が保てなくなるので避ける.

・残尿測定終了の目安：1回当たり残尿50ml以下が数回持続し，かつ1日あたり尿量が1,500mL以上になれば導尿による排泄をやめ，自然排尿で様子を観察する.

### D 麻酔による排尿障害

a. 尿閉期間は，創部の安静の必要性を説明して定期的に導尿する.

b. 尿意の早期回復のため，自然な排尿パターンに合わせて排尿を促す.

### E 心因性の排尿障害

a. 患者の心理的な安寧を考慮して，尿の体外排出を促す援助をする.

・排泄は患者のADLの回復に合わせて，場所や方法を選択する.

・選択した状況のもとで，できるだけ快適な環境を整え，排泄を促す. 術後の疲労感や下肢筋力低下が強い場合は，男女を問わずに洋式便器に座ってもらい，ゆっくりと安全に排尿を試みてもらうなどの配慮をする.

・入院前の排泄環境を考慮して環境を整える. 保温性便座の使用や臀部・陰部洗浄の習慣がある患者では，可能な限りその状態に近い環境を整える.

・痛みによる体動の制限や苦痛がある時期は，鎮痛薬の効いている時間に排尿を促す. 排尿を促す予定の時間と疼痛処置の実施を計画的に行うのもよい.

b. 患者に尿意がない場合は，尿の貯留時間を予測して排尿を促す.

c. 膀胱内に尿が貯留しているのに自然排尿が行えない場合は，患者に説明して一時的導尿を行う.

### F 尿路感染

a. 膀胱内へカテーテルを挿入する際は感染予防に留意して行う.

・処置前後は擦込式消毒剤による手指消毒を行う.

・滅菌された物品を用いて，無菌操作で挿入する.

b. 膀胱留置カテーテルは閉鎖式蓄尿バッグに接続して使用し，感染予防に配慮して取り扱う（図5-32）.

・細菌の侵入門戸となりやすい部位に注意する：膀胱留置カテーテルをきちんと固定する. 接続部位がはずれないように注意する. 接続部がはずれたら必ず消毒してから接続する. 蓄尿バッグは床に接触させない. 蓄尿バッグから尿を排出するときは，排出口を消毒する（図5-36-b）.

・尿の逆流や尿の停滞につながる取扱いをしない：チューブを必要以上に長くして，ベッドサイドにぶら下げない. 導尿チューブや留置カテーテルを長時間クランプしたり，屈曲したままにしない. 蓄尿バッグを患者の膀胱より高い位置に置かない. 患者移送中に

蓄尿バッグを患者の膀胱より高くする必要がある場合には，チューブをクランプする．蓄尿バッグを満杯にしない．患者が運動や歩行をする前には，チューブ内の尿をすべてバッグ内に排出する．

### c. 感染による症状（全身症状や尿の性状の変化など），検査データなどの観察を行う．

- 感染による症状：発熱，尿混濁，膀胱灼熱感，尿臭の変化など
- 検査データ：血液検査〔白血球（WBC），血沈（ESR），C反応性蛋白（CRP）など〕，尿検査（尿中WBC，尿中細菌数）

### d. 尿検査の検体採取は感染予防に留意して行う．

- 随時尿や時間尿からの検体採取：カテーテルとバッグの接続部を切り離さず，ルートの末端近くに位置する採尿専用の部分から無菌的に採尿する（図5-35-a-1, 2）．
- 蓄尿からの検体採取：閉鎖式蓄尿バッグ下端の排出口（チューブ先端）を消毒して採尿カップに尿を流出させる（図5-35-b）．24時間蓄尿からの検体採取の場合は，蓄尿バッグから別の容器に取り出しておいた尿も含めて1つの容器に入れ，攪拌した後に必要な量の尿を採取する．

### e. 膀胱留置カテーテルは可能な限り早期に抜去する．

a-1) 閉鎖式蓄尿バッグ（新鮮尿採取口付）の場合

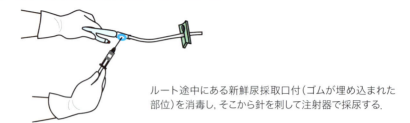

ルート途中にある新鮮尿採取口付（ゴムが埋め込まれた部位）を消毒し，そこから針を刺して注射器で採尿する．

a-2) 閉鎖式蓄尿バッグ（時間尿測定用のチャンバー付）の場合

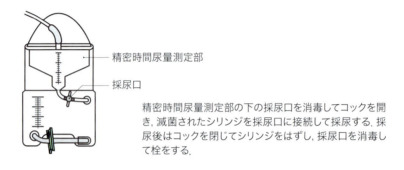

精密時間尿量測定部
採尿口

精密時間尿量測定部の下の採尿口を消毒してコックを開き，滅菌されたシリンジを採尿口に接続して採尿する．採尿後はコックを閉じてシリンジをはずし，採尿口を消毒して栓をする．

b　閉鎖式蓄尿バッグの排出口からの場合

バッグの下の排出口を消毒し，チューブクレンメを開いて採尿する（排出口先端を尿の中に浸さない）．採尿後はチューブクレンメを閉じ，排出口先端を消毒して戻す．

図 5-35 採尿の方法

## ❺ 術後せん妄と看護

### OBJECTIVES

**1** 術後せん妄の定義・原因・症状について理解する
**2** 術後せん妄のスクリーニング法について理解する
**3** 術後せん妄発症予防の看護と発症後の治療・看護について理解する

せん妄は一過性の症状ではあるが，患者自身にとって苦痛な症状であるばかりでなく，チューブ類の自己抜去や，危険行動による事故，医療者や家族らとのコミュニケーション障害とそのためのいら立ちや疲弊，入院の長期化など，多くの不利益を被るものである．術後せん妄の知識をもつことによって，適切な対処を行い，かつ患者の体験世界の理解に努めることが望まれる．

### (1) 術後せん妄（postoperative delirium）の定義

せん妄については，現在最も広く用いられている DSM-5（Diagnostic and Statistical Manual of Mental Disorders. 5th ed.）の診断基準[1]を表 5-17 として示した．特に，診断基準 E の「……その障害が他の医学的疾患，物質中毒または離脱（すなわち，乱用薬物や医療品によるもの），または毒物への曝露，または複数の病因による直接的な生理学的結果により引き起こされたという証拠がある」という部分に注目する必要がある．せん妄は心因性反応ではないのである．

術後せん妄とは，表 5-17 に示された内容が術後の患者に出現するものである．すなわち術後に身体疾患に基づいた次のような症状を一過性で変動性に起こすものである．「意識の混濁や昏睡，注意を方向付けたり維持したりする能力の低下，錯覚・幻覚・ときに妄想，時

---

**表 5-17** DSM-5 におけるせん妄（delirium）の診断基準

A. 注意の障害（すなわち，注意の方向づけ，集中，維持，転換する能力の低下）および意識の障害（環境に対する見当識の低下）．

B. その障害は短期間のうちに出現し（通常数時間〜数日），もととなる注意および意識水準からの変化を示し，さらに 1 日の経過中で重症度が変化する傾向がある．

C. さらに認知の障害を伴う（例：記憶欠損，失見当識，言語，視空間認知，知覚）．

D. 基準 A および C に示す障害は，他の既存の確定した，または進行中の神経認知障害ではうまく説明されないし，昏睡のような覚醒水準の著しい低下という状況下で起こるものではない．

E. 病歴，身体診察，臨床検査所見から，その障害が他の医学的疾患，物質中毒または離脱（すなわち，乱用薬物や医療品によるもの），または毒物への曝露，または複数の病因による直接的な生理学的結果により引き起こされたという証拠がある．

（日本精神神経学会・日本語版用語監修，髙橋三郎，大野　裕監訳：DSM-5 精神疾患の診断・統計マニュアル．
p.588，医学書院，2014．より抜粋）

間・場所・人に関する失見当識，反応時間の延長や発語の増加・あるいは減少，不眠や昼夜逆転，抑うつや不安・恐怖・多幸・無感情」など．通常，夕方から夜間や暗い部屋でよく出現する．

### (2) 術後せん妄の発症率

　術後せん妄に関する多くの研究報告があり，その発症率は病名や術式，年齢などによって影響されるのでさまざまであるが，おおむね一般的な発症率は 15 〜 30 ％である．例えば，深田（2007 年）[2] によると，80 歳以上の全身麻酔患者 461 症例において，高血圧，心疾患，脳血管障害，認知症，糖尿病，呼吸器合併症，肝疾患などの術前合併病変をもつものが，367 例（82％）存在し，そのうち術後合併症は創感染なども含めると 216 例（48％）に発症したとのことである．また，Tsuruta ら（2010 年）[3] が ICU に入院している患者を対象に行った調査では，入院患者の 20％にせん妄が発症していることを報告している．そのなかでも，人工呼吸器を装着している患者の 76％にせん妄が発症していることを報告している．これらのことから，重篤な状態，臓器・器官の機能低下による予備力の低下，身体的・精神的なストレスに置かれた患者にせん妄が発症しやすいことが示されている．

### (3) 術後せん妄の発症要因と促進要因

　現在明らかになっている発症要因と促進要因には，次のようなものがある．

#### Ⓐ 生理学的要因

生理学的要因がせん妄発生の基礎にあり，特に脳の代謝障害が大きな原因である．
- 低酸素血症：脳の酸素消費量は大きく全酸素需要量の約 20％を必要とする．せん妄は酸素分圧が 50Torr 以下で生じやすい．
- 呼吸性アシドーシス：脳脊髄液の pH が 7.2 以下になるとせん妄が発生する．詳細説明は専門書に委ねるが，代謝性アシドーシスでは脳脊髄液 pH の低下は起こしにくい．
- 低血糖：グルコースの供給が途絶えると脳の代謝障害が生じて精神症状が起こる．
- アセチルコリンの減少：脳内伝達物質の 1 つであるアセチルコリンの放出は，加齢とともに減少し，せん妄の発生が増加する．また，抗コリン剤の使用でせん妄を生じることが多い．

#### Ⓑ 心理学的要因と社会学的要因

心理学的要因と社会学的要因は，せん妄発生の誘因あるいは促進因子である．
- 不安：不安状態の患者は，カテコールアミンが上昇することがわかっており，カテコールアミンの上昇は脳の代謝を活発にし，酸素消費量を増加させる．
- 痛み：痛みというストレスによって，内因性オピオイドによる体内苦痛緩和システムが働く．この内因性オピオイドが認知機能に影響を与えることが知られている．
- 感覚遮断／感覚刺激：時間，明暗，音，人との触れ合い等の感覚が遮断あるいは過度に刺激されることによって，幻覚や妄想を生じやすくなる．これらによって，脳代謝が変化したり，脳下垂体〜副腎系の興奮を生じて認知障害が生じやすくなる．

**C 個人的要因**

・せん妄を生じやすい性格：不安を表面に出せない人，否認という無効なコーピングをとる人，攻撃性の強い人，神経質で几帳面な人などに多いといわれている．
術後せん妄の発症要因と促進要因を表 5-18 に示した．

### (4) 術後せん妄の症状

術後せん妄の症状には以下のようなものがある．どちらの型，あるいは混合型であっても，これらは術後数時間から数日を経過した後に発症するという特徴がある．また，一過性で可逆的であるという特徴がある．

**A 活動過剰型**

・興奮，錯乱，怒り：ベッドから降りようとする，チューブ類を抜こうとする，すぐに怒る，暴れるなど
・幻覚，妄想：「虫が飛んでいる」「誰かが呼んでいる」など
・不眠：少しの刺激ですぐに覚醒する，完全な不眠
・独語，多弁：その場の状況とは無関係な発語，奇声，要求が多いなど
・見当識障害：時・場所・人などについての理解がない，あるいは間違いが多いなど

**B 活動減少型**

・無表情，無気力：ぼんやりしている，目がうつろ，訴えがないなど
・傾眠：刺激に反応してもすぐに眠り込んでしまう
・見当識障害：時・場所・人などについての理解がない，あるいは間違いが多いなど

**表 5-18** 術後せん妄の発症要因と促進要因

| 主な要因 | 発症に至る状況 |
|---|---|
| 手術部位による不安 | ・脳や心臓など生命の危機に対する不安<br>・婦人科や泌尿器科など「性」を象徴する臓器摘出に対する不安<br>・眼科など視覚障害に対する不安 |
| 麻酔薬の影響 | ・前投薬のアトロピンよりもスコポラミンに出現しやすい<br>・静脈麻酔薬のケタミンからの覚醒時に出現しやすい |
| 術後の疼痛 | ・術後疼痛に対する不安<br>・内因性オピオイドによる体内苦痛緩和システムが働き，認知機能に影響を与える |
| 血液ガス異常 | ・低酸素血症による発症が多い |
| 電解質異常 | ・血清マグネシウムの低下による幻覚 |
| 副腎の機能亢進 | ・内分泌性精神障害を生じる |
| 術後の環境 | ・医療機器の絶え間ない音，夜でも明るい環境，チューブ類に囲まれた環境，プライバシーのない空間，睡眠障害などによるストレス<br>・長期間の絶飲食というストレス |

## （5）せん妄のスクリーニング法

　せん妄を予測あるいは早期発見するための測定用具がいろいろと開発されているので，参考にするとよい．ICDSC（intensive care delirium screening checklist）[4]（表5-19）は，クリティカルケア領域でのせん妄を「意識レベルの変化」「注意力欠如」「失見当識」「幻覚・妄想・精神異常」「精神運動的な興奮あるいは遅滞」「不適切な会話あるいは情緒」「睡眠／覚醒サイクルの障害」「症状の変動」の8項目について，8時間または24時間で判定するものである．4点以上を「せん妄あり」と判断するが，実際の使用では3点以上で「せん妄あり」と判定することが推奨されている．

　また，看護ケアを通してアセスメントを行うツールとして日本語版ニーチャム混乱・錯乱状態スケール（NEECHAM confusion scale；NCS）[5,6,7]（表5-20）や，Mini-Mental State Examination（MMSE）などがある．せん妄は突然発症するわけではなく，注意深く観察すると症状が顕在化する前に，さまざまな変化を示している．少しの変化に気づけるよう意識して看護することが重要である．

**表5-19** ICDSC（intensive care delirium screening checklist）

このスケールはそれぞれ 8 時間のシフトすべて，あるいは 24 時間以内の情報に基づき完成される．明らかな徴候がある＝1 ポイント；アセスメント不能，あるいは徴候がない＝0 ポイントで評価する．

| 1．意識レベルの変化 | |
|---|---|
| （A）反応がないか，（B）何らかの反応を得るために強い刺激を必要とする場合は評価を妨げる重篤な意識障害を示す．もしほとんどの時間（A）昏睡あるいは（B）昏迷状態である場合，ダッシュ（一）を入力し，それ以上評価を行わない．<br>（C）傾眠あるいは，反応までに軽度ないし中等度の刺激が必要な場合は意識レベルの変化を示し，1 点である．<br>（D）覚醒，あるいは容易に覚醒する睡眠状態は正常を意味し，0 点である．<br>（E）過覚醒は意識レベルの異常と捉え，1 点である． | ＿＿点 |
| 2．注意力欠如 | |
| 会話の理解や指示に従うことが困難．外からの刺激で容易に注意がそらされる．話題を変えることが困難．これらのうちいずれかがあれば 1 点 | ＿＿点 |
| 3．失見当識：時間 | |
| 場所，人物の明らかな誤認．これらのうちいずれかがあれば 1 点 | ＿＿点 |
| 4．幻覚，妄想，精神障害 | |
| 臨床症状として，幻覚あるいは幻覚から引き起こされていると思われる行動（たとえば，空を掴むような動作）が明らかにある．現実検討能力の総合的な悪化．これらのうちいずれかがあれば 1 点 | ＿＿点 |
| 5．精神運動的な興奮あるいは遅滞 | |
| 患者自身あるいはスタッフへの危険を予防するために追加の鎮静薬あるいは身体抑制が必要となるような過活動（たとえば，静脈ラインを抜く，スタッフをたたく）．活動の低下，あるいは臨床上明らかな精神運動遅滞（遅くなる）．これらのうちいずれかがあれば 1 点 | ＿＿点 |
| 6．不適切な会話あるいは情緒 | |
| 不適切な，整理されていない，あるいは一貫性のない会話．出来事や状況にそぐわない感情の表出．これらのうちいずれかがあれば 1 点 | ＿＿点 |
| 7．睡眠／覚醒サイクルの障害 | |
| 4 時間以下の睡眠，あるいは頻回な夜間覚醒（医療スタッフや大きな音で起きた場合の覚醒を含まない）．ほとんど 1 日中眠っている．これらのうちいずれかがあれば 1 点． | ＿＿点 |
| 8．症状の変動 | |
| 上記の徴候あるいは症状が 24 時間のなかで変化する（たとえば，その勤務帯から別の勤務帯で異なる）場合は 1 点 | ＿＿点 |

（Bergeron N, et al：Intensive Care Delirium Screening Checklist：evaluation of a new screening tool. Intensive Care Med, 27（5）：859-864, 2001. より著者の許可を得て逆翻訳法を使用し翻訳. 作成者：卯野木健，水谷太郎，櫻本秀明）

第5章 術後看護の知識と技術

2 術後合併症の予防に関する看護

## 表5-20 日本語版ニーチャム（NEECHAM）混乱・錯乱状態スケール

| 日本語版ニーチャム混乱・錯乱状態スケール<br>The Japanese version of the NEECHAM Confusion Scale.<br>Copyright<br>1998, Watanuki. S., et al.（Translation authorized by Virginia J.<br>Neelon. Copyright 1985/1989）協力／日本ユニ・エージェンシー | 患者氏名 /ID | |
| | 日付・時刻 | |
| | 評価者 | |

| | | | | |
|---|---|---|---|---|
| 認知・情報処理 | 注意力―覚醒状態―反応性 | 4 | 注意力・覚醒が完全である | 名前を呼んだり体に触れたりするとすぐに適切な反応がある―例えば視線や顔を向ける．周囲の状況を十分認識する，周囲のできごとに適切な関心を持つ． |
| | | 3 | 注意力・覚醒が散漫または過敏・過剰 | 呼びかけ，体の接触，周囲のできごとに対する注意の持続が短いか，または過覚醒で周囲の合図や物に対し注意過敏になる． |
| | | 2 | 注意力・覚醒が変動するまたは適切でない | 反応が遅く，視線を向けさせ注意を維持するためには繰り返し呼びかけたり体に触ったりする必要がある．物や刺激を認知できるが，刺激の合間に眠り込むことがある． |
| | | 1 | 注意・覚醒が困難である | 物音や体に触れることで眼を開く．怖がる様子を示すことがあり，ナースとのコンタクト（コミュニケーションや非言語的なやりとり・身体接触を含む）に注意を向けたり認知したりすることができない，または引きこもり行動や攻撃的な行動を示すことがある． |
| | | 0 | 意識覚醒・反応性が低下している | 刺激に対して眼を開けることも開けないこともある．刺激を繰り返すとごくわずかな意識覚醒を示すことがある．ナースとのコンタクトを認知できない． |
| | 指示反応性（認知―理解―行動） | 5 | 複雑な指示に従うことができる | 「ナースコールのボタンを押してください」（対象となるナースコールのボタンを探しそれを認知し，指示を実行する） |
| | | 4 | 複雑な指示にゆっくりと反応する | 複雑な指示に従う（または指示を完了する）ためには，促したり指示を繰り返したりする必要がある．複雑な指示を「ゆっくり」と，または過剰な注意を払いながら実行する． |
| | | 3 | 簡単な指示に従うことができる | 「○○さん，手（または足）を挙げてください」（手か足の一方のみを指示する） |
| | | 2 | 簡単な口頭指示に従うことができない | 体に触れられたり視覚的な合図に促されて指示に従う―例えば口のそばにコップを持って行くと水を飲むという動作はとれる．ナースがコンタクトをとったり，安心させたり手を握ったりすると，落ち着いた表情・反応を示す． |
| | | 1 | 視覚的な指示に従うことができない | 呆然とした表情やおびえた表情の反応があるか，あるいはまた刺激に対して引きこもる反応や反抗的な反応を示し行動が過剰または過少・不活発な状態．ナースが軽く手を握っても反応しない． |
| | | 0 | 行動が過少・不活発で傾眠状態 | 周囲の環境の刺激に対しほとんど運動・反応を示さない． |
| | 見当識 | 5 | 時間・場所・人の見当識がある | 思考過程や会話・質問の内容が適切．短期記憶がしっかりしている． |
| | | 4 | 人と場所の見当識がある | 記憶・想起障害はほとんどなく，会話や質問の内容，質問に対する答えはおおよそ適切である．同じ質問や会話の繰り返しが多いことがあり，コンタクトを継続するには促しが必要である．依頼されたことにはおおむね協力的である． |

160

| | | | | |
|---|---|---|---|---|
| 認知・情報処理 | 見当識（短期記憶，思考・会話の内容） | 3 | 見当識が変動する | 自己の見当識は保たれ家族を認識できるが，時間と場所の見当識は変動する．視覚的な手がかりを用いて見当識を保つ．思考・記憶が障害されていることが多く，幻覚（実在していないものを実在しているかのように知覚する）や錯覚（実際の感覚刺激を違うものに知覚する）が見られることもある．要求されたことには受け身的に協力する（協力的にふるまう自己防衛行動）． |
| | | 2 | （時間や場所の）失見当識があり記憶・想起が困難である | 自己の見当識は保たれ家族を認識できる．ナースの行動に関して質問したり，要求されたことや処置を拒否したりすることがある（反抗的にふるまう自己防衛行動）．会話の内容や思考が乱れている．幻覚や錯覚が見られることが多い． |
| | | 1 | （人や物に対する）失見当識状態で認知が困難である | 親しい人や，身近な家族・物の認識ができる時とできない時がある．話し方や声が不適切． |
| | | 0 | 刺激に対する認知・情報処理能力が低下している | 言語刺激に対しほとんど反応を示さない． |
| 行動 | 外観 | 2 | きちんとした姿勢を保ち，外観が整い清潔さがある | ガウンや服の着方が適切で，外観がきちんとしていて清潔である．ベッドや椅子での姿勢が正常である． |
| | | 1 | 姿勢または外観のどちらかが乱れている | 着衣やベッド，外観がいくぶんだらしない，またはきちんとした姿勢や体位を保つ能力がいくぶんか失われている． |
| | | 0 | 姿勢と外観の両方が異常である | だらしがなく，不潔で，ベッドの中できちんとした姿勢でいることができない． |
| | 動作 | 4 | 行動が正常である | 身体の動き，協調運動，活動が適切であり，ベッドの中で静かに休むことができる．手の動きが正常である． |
| | | 3 | 行動が遅いまたは過剰である | （もっと行動があってもよいはずなのに）あまりにも静かすぎる，自発的な動きがほとんどない（手や腕を胸の前で組んでいるか体の脇に置いている），または過剰な動き（行ったり来たり，起きたり寝たりと落ち着かない，またはびっくりしたような過剰な反応）が見られる．手の振戦が見られることがある． |
| | | 2 | 動作が乱れている | 落ち着きがない，または速い動作が見られる．異常な手の動き―例えばベッドにある物やベッドカバーをつまむなど―が見られる．目的にかなった動作をするためには介助を要することかある． |
| | | 1 | 不適切で不穏な動作がある | 管を引っ張ったりベッド柵を乗り越えようとするなど，不適切な（一見目的のないようにみえる）行動が頻繁に見られる． |
| | | 0 | 動作が低下している | 刺激のないときは動作が限られている．抵抗的な動作が見られる． |
| | 話し方 | 4 | 話し方が適切である | 会話が可能で，会話を開始し持続することができる．診断上の疾患を考慮に入れると話し方は正常である．声のトーン（調子）は正常である． |
| | | 3 | いまひとつ適切な話し方ができない | 言語刺激に対し簡潔で単純な反応しか示さない．診断上の疾患を考慮に入れると話し方は明瞭であるが，声のトーンが異常であったり，話し方が遅かったりすることがある． |
| | | 2 | 話し方が不適切・不明瞭である | 独り言を言ったり意味不明なことを話すことがある．診断上の疾患を考慮に入れても話し方は不明瞭である． |

| 行動 | 話し方 | 1 | 話し方や声が乱れている | 声やトーンが変調している．ぶつぶつ言ったり，叫んだり，ののしったり，または（例えば，痛みや要求かあるはずなのに）不適切なほど沈黙している． |
|---|---|---|---|---|
| | | 0 | 異常な声である | うなっているか，それ以外の異常な声を発する．話し方は不明瞭である． |

| 生理学的コントロール | 生理学的測定値 | 実際の記録値 _____ 正常値<br>体温 _____ (36-37℃)<br>収縮期血圧 _____ (100-160)<br>拡張期血圧 _____ (50-90)<br>心拍数 _____ (60-100)<br>　　整 / 不整（どちらかに丸をする）<br>呼吸数 _____ (14-22)<br>　〔1 分間完全に数える〕<br>酸素飽和度 _____ (93 以上) | 一定時間の無呼吸や徐呼吸があるか<br>（1 分間の観察中に 15 秒以上あり，しかもそれが 1 回以上観察される）<br>□あり　□なし<br><br>酸素療法の指示があるか<br>□指示なし<br>□指示はあるが現在は酸素を投与していない<br>□指示があり現在も酸素を投与している |
|---|---|---|---|
| | 生命機能の安定性 | ※□収縮期血圧と□拡張期血圧の両方，またはどちらかが異常であればそれを 1 として数える．<br>※□心拍数の異常と□不整脈の両方，またはどちらかが認められれば 1 として数える．<br>※□無呼吸と□呼吸の異常の両方，またはどちらかが認められれば 1 として数える．<br>※□体温の異常は 1 として数える． | |
| | | 2 | 血圧，心拍数，体温，呼吸数が正常値の範囲内でしかも整脈である． |
| | | 1 | 上記※のうちどれか 1 つが正常値を外れている． |
| | | 0 | 上記※のうち 2 つ以上が正常値を外れている． |
| | 酸素飽和度の安定性 | 2 | 酸素飽和度が正常値の範囲内（93 以上）であり，しかも酸素の投与を受けていない． |
| | | 1 | 酸素飽和度が 90 から 92 の間であるか，または 90 以上でも酸素の投与を受けている． |
| | | 0 | 酸素投与の有無にかかわらず，酸素飽和度が 90 未満である． |
| | 排尿機能コントロール | 2 | 膀胱のコントロール機能を維持している． |
| | | 1 | 最近 24 時間以内に尿失禁があったか，またはコンドーム型排尿カテーテルを着用している． |
| | | 0 | 現在尿失禁状態であるか，留置力テーテルを用いているか間欠的導尿をしている，または無尿状態である． |

各サブスケールの点数

■ 1. 認知・情報処理（0 〜 14 点）　（　　）

■ 2. 行動（0 〜 10 点）　　　　　　（　　）

■ 3. 生理学的コントロール（0 〜 6 点）

　　　　　　　　　　　　　　　　　（　　）

合計点（0 〜 30 点）　　　　　　　（　　）

| ■合計点 | ■示唆 |
|---|---|
| 0 〜 19 点 | 中程度〜重度の混乱・錯乱状態 |
| 20 〜 24 点 | 軽度または発生初期の混乱・錯乱状態 |
| 25 〜 26 点 | 「混乱・錯乱していない」がその危険性が高い |
| 27 〜 30 点 | 「混乱・錯乱していない」，正常な機能の状態 |

出典：綿貫成明，酒井郁子，竹内登美子，他：日本語版 NEECHAM 混乱・錯乱状態スケールの開発およびせん妄のアセスメント．臨床看護研究の進歩，12：46-63，2001.

　綿貫成明，酒井郁子，竹内登美子：せん妄のアセスメントツール①日本語版ニーチャム混乱・錯乱スケール．一瀬邦弘，太田喜久子，堀川直史（監修）：せん妄　すぐに見つけて！すぐに対応．pp26-29，照林社（ナーシング・フォーカス・シリーズ），2002.

注：術直後の患者に NEECHAM を使用すると，生理学的要因 6 点分がほとんど 0 になることが多い．術直後は，それだけ身体侵襲が大きく，「せん妄」発症リスクが高いということである．なお，得点や使用の実際については出典として示した文献を参照のこと

## (6) 術後せん妄を予防する看護

### A 術前の全身状態の観察と看護

先の定義で述べたように，術後せん妄は身体疾患に基づくものであり，手術を受ける患者の身体状況を整えておくことが必要である．特に，睡眠と活動バランスの確保，排泄，疼痛管理，視聴覚の補正，栄養と水分の補正などは重要である．術前から不安や不眠の強い患者には，心療内科や精神科からの助言を受けることなどもときには必要であろう．そして，医療者との良好なコミュニケーションを図り，患者の不安を術前から緩和しておくなど，心理社会的環境の調整も非常に重要である．

### B 術中の看護

麻酔科医との連携によって，低血圧や低酸素症，低体温などにならないように管理する．

### C 術後の看護

術後せん妄の発症要因や促進要因をできるだけ取り除くようにする．すなわち，検査データとベッドサイドでの観察内容を検討し，特に脳の代謝障害をきたす徴候を早期に発見し，医師へ働きかけて早期改善を目指すことが重要である．例えば，手術侵襲による生体反応が顕著な患者に対して呼吸循環や炎症のモニタリングを行うこと，疼痛緩和を図り睡眠を促進すること，身体の安全対策として不要ルートの抜去を行うことなどである．同時に，環境整備に努めること，落ち着いた環境を提供し，家族との面会や家族役割遂行への援助を行うこと，早期離床を促すことなどが必要である．

## (7) 術後せん妄を発症した患者に対する看護

最初に留意すべきことは危険の防止・事故防止である．輸液チューブや膀胱留置カテーテルなどが挿入されていても，ベッドから降りようとしたり，それらのチューブ類を抜こうとしたりする行動が出現することを予測した工夫が必要である．この際，身体の抑制は症状を増悪させる誘因であり，できるだけ避けなければならない．常に誰かが付き添うようにして，癒しや事故防止に努める．また，ベッド周囲に危険な物を置かないように，環境を整備する．

幻聴や幻覚症状のあるときは，それらを否定せずに傾聴する．できるだけ現在の患者の状況を説明し，時や場所などを知らせるなど，現実的な知覚を取り戻せるような情報を患者へ提供する．

このような状況に陥ったときは，家族も動揺し不安が増強するものである，生理的因子が原因であることや，患者の人格が変容してしまったと思い悩まないように，一過性の症状であることなどを十分に説明する必要がある．そして，家族にも患者への援助に参加してもらうと効果的であることが多い．この際，家族の心身疲労に留意することが大切である．

治療としては，今のところ薬物による対症療法のみが有効な治療法である．症状が悪化してから薬物治療を開始すると，かなりの量が必要になるので，早期発見・早期治療あるいは予防的な投与が必要である．

### 高齢患者への身体抑制について

　厚生労働省により「身体拘束ゼロ作戦」[8]として様々な取り組みが2001年から進められ，介護の現場において広まり始めています．しかし，急性期の治療を必要とする一般病院においては，患者の安全が優先される状況が多く，「やむを得ない」理由で身体拘束を許容する病院が多いのが現状です．

　そして，2016年には，日本老年看護学会にて「急性期病院において認知症高齢者を擁護する」日本老年看護学会の立場表明2016[9]が掲げられました．この立場表明は，急性期病院で働く看護師に対して看護の方向性を示すとともに，医療ケアチームの連携協働を図り，かつ急性期医療を受ける認知症高齢者とその家族の安心と安寧を保証する看護を推進することを目的としています．なかでも，表明された項目内容に『身体拘束を当たり前としない医療・ケア』として，身体拘束はもちろんのこと薬物による拘束についても注意を促しています．そして，身体拘束に代わる安全を守る方法の提示と普及，ならびにケア方法の開発を推進し，看護師の感受性を高めていくことが重要と提言しています．老年看護学会の立場表明は，認知症高齢者に焦点を当てていますが，身体拘束の問題は，高齢者全体にいえます．

　さて，皆さんは身体拘束をどのようにとらえているでしょうか．ある看護師は，「抑制していないと恐いです．（管など）すぐ抜かれちゃいます．」と言い，身体拘束はお守りみたいなものだと話されました．では，身体拘束をされている患者さんの気持ちに看護師は耳を傾けているでしょうか．そして，どのように声をかけ，看護を施しているのでしょうか．身体抑制を経験したある患者さんは，「目の手術をした後，目を触ってはいけないって言われて，両手を縛られました．本当に地獄でした．留めているテープのところが痒くって，鼻を掻きたくてもかかせてもらえない．掻きたいといってモゾモゾしてたら，動いちゃ駄目ですって看護師さんから抑えられて，もう二度と入院したくない．」と漏らされました．また，事例報告[10]でも「どうしてこんなこと（紐で縛られて）をされて生きないといけないのか」と苦悩している高齢患者もいます．

　先行研究において，身体拘束をしても転倒などの事故は減少しない[11]と示されています．そして，なにより身体拘束をしたことによって身体的，心理的，スピリチュアル的な弊害を伴うことも報告されています[8-10]．ある看護師が話された身体拘束は，看護師にとって危険を回避する防衛行動の1つになっているかもしれませんが，身体拘束＝安全では決してないのです．

　今，少しずつ「身体拘束ゼロ」に取り組む病院が増えつつあります．看護師側が当たり前としてきた身体拘束の考え方を見直し，常に患者さんの立場にたち，考えを変えていくことが必要です．

### A 不穏・興奮，幻覚・幻聴に対する薬物

例えばハロペリドール(＝セレネース®：抗精神病薬)の静脈内投与がよく用いられている．このハロペリドールは，抗コリン作用が少ないのでせん妄治療には適しているが，副作用としてパーキンソン症状の出現に注意する必要がある．

また，経口薬としては，チアプリド（グラマリール®）やリスペリドン（リスパダール®），クエアチピン（セロクエル®），オランザピン（ジプレキサ®），抑肝散などがある．チアプリドやリスペリドンは，腎機能障害のある患者や高齢者では過鎮静や呼吸抑制に注意が必要である．クエアチピンやオランザピンは，耐糖能異常の報告があり，糖尿病患者への使用が禁忌であるなど，患者の既往を考慮して使用する必要がある[12]．

### B 不眠に対する薬物

ヒドロキシジンの筋肉内注射，あるいは静脈内注射を行う．その他，経口投与が可能であれば，スボレキサント（ベルソムラ®）やラメルテオン（ロゼレム®）などが使用されることがある．患者の状態と薬物の作用時間などを考慮し，使用薬物を選択する必要がある．

### C 不安，抑うつ状態に対する薬物

ジアゼパム（抗不安薬）の筋肉内注射，あるいは静脈内注射．ただし，かえって興奮を引き起こすこともあるため注意する．また，経口投与が可能であれば，トラゾドン塩酸塩（デジレル®）が用いられることがある．トラゾドン塩酸塩は，セロトニンの再取り込み阻害作用により，不安やうつ症状に効果があるといわれている．

#### 引用文献

1) 日本精神神経学会・日本語版用語監修, 髙橋三郎, 大野　裕監訳：DSM-5　精神疾患の診断・統計マニュアル. p.588, 医学書院，2014.
2) 深田伸二：高齢者にやさしい外科をめざして．長寿医療センター病院レター，8：1-4, 2007.
3) Tsuruta R, et al：Prevalence and associated factors for delirium in critically ill patients at a Japanese intensive care unit. Gen Hosp Psychiatry，32：607-611, 2010.
4) 古賀雄二，他：日本語版 ICDSC の妥当性と信頼性の検証．山口医学，63（2）：103-111, 2014.
5) 綿貫成明，酒井郁子，竹内登美子：せん妄をどのようにアセスメントするか　日本語版ニーチャム混乱・錯乱スケールの紹介と使い方．エキスパートナース，17（15）：32-41, 2001.
6) 綿貫成明，他：日本語版 NEECHAM 混乱・錯乱状態スケールの開発およびせん妄のアセスメント．臨床看護研究の進歩，12：46-63, 2001.
7) 綿貫成明，他：術後せん妄のアセスメントおよびケアのアルゴリズム（案）開発　腹部・胸部外科における典型的な手術を例として．看護研究，38（7）：543-558, 2005.
8) 厚生労働省：「身体拘束ゼロ作戦推進会議」，身体拘束ゼロの手引き，高齢者ケアに関わるすべての人に．2001.
9) 一般社団法人日本老年看護学会：「急性期病院において認知症高齢者を擁護する」日本老年看護学会の立場表明．2016.
10) 小楠範子：拘束の弊害の一側面としてのスピリチュアルペイン．Hospice and Home Care, 18（3），318-324, 2010.
11) Dunn, K.S.：The effect of physical restraints on fall rates in older adults who are institutionalized. J Gerontol nurs, 27（10），40-48, 2001.
12) 布宮　伸：日本版・集中治療室における成人重症患者に対する痛み・不穏・せん妄管理のための臨床ガイドライン．日集中医誌，21：539-579, 2014.

第6章

# 術後急性期における看護過程の展開

## ❶ 事例

### （1）患者の概要

患者の概要について，表6-1のデータベースシートにまとめた．

### （2）患者の経過

#### A 入院までの経過

20○○年○月に食事後に突然吐き気を感じ，嘔吐してしまう．吐物の中に黒いものが混ざっていたため，心配になり近くの病院を受診した．その結果，A大学病院での精密検査を勧められたため，本日，外科外来を受診した．

#### a. A大学病院での医師から本人への説明内容

「おなかの中で何か病気が隠れていると困りますので，しっかりと調べてみましょう．今回は，胃カメラ（上部消化管内視鏡）で胃の中を詳しく調べますが，途中の食道や胃の先の十二指腸にも病気がないかを調べたいと思います．もし，何か気になるものが見つかりましたら，その部分の細胞も少しとって詳しく検査していきましょう」

#### b. 本人の反応

「父が胃癌で亡くなっているので心配はあります．検査結果については，期待もありますし，不安もありますね」

検査の説明時，笑顔は見られているが，病気に対する不安はある様子だった．

**表 6-1** 患者の概要（データベースシート）

| 患者 | 氏名 | S 氏 | 性別 | 男性 | 年齢 | 53 歳 |
|---|---|---|---|---|---|---|
| | 身長：166.0cm，体重：68.0kg（体重減少はなし） | | | | | |
| 入院 | 20 ○○年○月○日手術予定で入院 | | | | | |
| 診断名 | 早期胃癌（Ⅱc 型　表面陥凹型），T1bN0M0，stage ⅠA | | | | | |
| 主訴 | 自覚症状なし<br>今回の受診前に突然の吐気と嘔吐があった | | | | | |
| 既往歴 | 胃潰瘍，高血圧<br>会社の健康診断で血糖値が少し高いことを指摘されていたが未受診 | | | | | |
| 食習慣 | もともと大食いで，よくかまないで食べてしまう傾向がある<br>好き嫌いはないが，脂ものを好んで食べる傾向がある<br>回数は 3 回／日，仕事柄，決まった時間に食事をとることが難しい | | | | | |
| 排泄 | 排尿 5 〜 7 回／日，夜間排尿なし<br>排便 1 回／日，茶褐色，排便困難なし | | | | | |
| 睡眠 | 睡眠時間は 5 〜 6 時間（6 時起床，24 時就寝）<br>睡眠障害はなし | | | | | |
| ADL | 自立 | | | | | |
| 感覚 | 視覚　眼鏡使用（両眼近視，裸眼で 0.2）<br>聴覚，嗅覚，触覚に異常はなし | | | | | |
| 職業 | 会社員で営業部の部長 | | | | | |
| 家族構成 | 家族構成 | 妻（48 歳　専業主婦）<br>子供 2 人（長女 23 歳社会人，長男 20 歳大学生）<br>妻，長女との 3 人暮らし，長男は大学近くで一人暮らし<br>重要他者：妻 | | | | |
| | 家族歴 | 父は胃癌で死亡（8 年前），母・同胞（2 人）は健在 | | | | |
| その他 | 趣味 | スキー，スポーツ観戦 | | | | |
| | 嗜好 | 飲酒　日本酒を 2 合／日程度<br>喫煙　16 本／日くらい（喫煙歴 28 年） | | | | |
| | 性格 | 几帳面，心配性，完璧を求める傾向がある | | | | |
| | アレルギー | なし | | | | |

（術後急性期における看護過程の展開）

### c. 患者本人と妻への説明内容

検査1週間後に，検査の結果を聞くために妻と一緒に外科外来を受診する

説明内容：前回の検査で採取した細胞から，癌細胞が見つかりました．胃カメラで見た感じでは早期の癌だと思われますが，これからもう少し詳しい検査を行い，治療方法を考えていきます．手術を行うことが，治療効果が一番高いので，手術に向けた検査も一緒に行っていきます．

手術の準備として，禁煙しましょう．

### d. 本人と妻の反応

**本人**「やっぱりですか．なんとなく予測はしていましたが，ショックですね．手術に向けた準備と検査はやっていきます．癌になっちゃったのかぁ…」医師の方を向いて話を聞いているが，時折伏し目がちになり床を見つめたりしている．

**妻**　「よろしくお願いします…」説明を聞き，びっくりした様子であった．その後，これからの検査の予定などをメモに取りながら聞いていた．

### B 外来での検査結果

外来で行われた検査の内容と結果について，表6-2，表6-3に示す．

### 表6-2 画像検査・生理機能検査

| | 検査項目 | 検査結果 |
|---|---|---|
| 画像検査 | 上部消化管内視鏡 | 胃体部小彎側に 2 × 3cm の表面陥凹型病変が認められた |
| | 腹部エコー | 肝臓 胆のう 膵臓 腎臓 脾臓　異常所見なし |
| | 胸部・腹部X線 | 異常所見なし |
| 生理検査 | ECG | 異常所見なし |
| | 肺機能検査 | 肺活量　3.43L，%VC　98% $FEV_1$%（1秒率）　67% |
| 胃生検 | | Group5：癌（表6-4参照） |
| 免疫機構 | | HBs(Ag)（－），HCV(Ab)（－），RPR（－），HIV（－） |
| 腫瘍マーカー | | CEA　6.2ng/mL |
| 血液型 | | O型 Rh（＋） |

## C 入院後の経過

　外来で検査結果を元に今後の治療予定の説明を受けた後，手術の前日に外科病棟に入院された．入院時の症状およびバイタルサインは，表 6-5 のとおりであった．

### 表 6-3　血液検査

| | 項目 | データ | 項目 | データ |
|---|---|---|---|---|
| 血算 | 赤血球数 | 484 万 /μL | 白血球数 | 4,360/μL |
| | 血色素量 | 14.8 g/dL | ヘマトクリット値 | 43.8% |
| | 血小板 | 20.4 万 /μL | | |
| 生化学 | TP（総蛋白） | 6.9 g/dL | アルブミン | 4.5 g/dL |
| | 総ビリルビン | 0.7 mg/dL | AST | 13 IU/L |
| | ALT | 9 IU/L | LDH | 235 IU/L |
| | γ-GTP | 20 IU/L | ALP | 83 IU/L |
| | クレアチニン | 0.85 mg/dL | BUN | 15.5 mg/dL |
| | Na | 144 mEq/L | K | 4.4 mEq/L |
| | Cl | 103 mEq/L | Ca | 9.0 mg/dL |
| | 総コレステロール | 240 mg/dL | Glu | 130 mg/dL |
| | CRP | 0.08 mg/dL | | |
| 凝固・線溶系 | PT | 11.3 秒 | APTT | 28.6 秒 |
| | PT-INR | 1.03 | フィブリノゲン | 231 mg/dL |
| | FDP | 1.0 μg/mL | | |

### 表 6-4　胃生検組織診断分類（Group 分類）

| GroupX | 生検組織診断ができない不適材料 |
|---|---|
| Group1 | 正常組織および非腫瘍性病変 |
| Group2 | 腫瘍性（腺腫または癌）か非腫瘍性か判断の困難な病変 |
| Group3 | 腺腫 |
| Group4 | 腫瘍と判断される病変のうち，癌が疑われる病変 |
| Group5 | 癌 |

（日本胃癌学会編：胃癌取扱い規約．第 15 版，p.46，金原出版，2017.）

（術後急性期における看護過程の展開）

**表 6-5** S氏の入院時の症状およびバイタルサイン

| 項目 | データ | 項目 | データ |
|:---:|:---:|:---:|:---:|
| 血圧 | 142/88 mmHg | 脈拍 | 86回/分 |
| 体温 | 36.4℃ | 呼吸 | 14回/分 |
| SpO$_2$ | 96% | 肺雑音 | なし |
| 腸蠕動音 | 良好 | | |
| 症状 | 胃部不快感（－），吐き気（－），嘔吐（－），胃痛（－）<br>自覚症状なし | | |

### a. 入院前の手術に対する準備状況

　外来で禁煙をするように言われ，5本/日まで減らすことはできていたが，入院直前まで完全な禁煙はできずにいた．入院後は禁煙できていた．

　自宅で呼吸練習器具（スーフル®）を使用した呼吸練習の指導も受けており，毎日10回3セット実施していたと報告されていた．

### b. 病状と手術・麻酔に関する説明（インフォームド・コンセント）

**説明内容**：外来でもお話ししましたが，これまでの検査の結果，胃体部小彎側に2×3cmの胃癌が見つかりました．今回，胃の下の方4/5をとる手術を予定しています．このとき，一緒にリンパ節もとってくる予定です．手術の方法は，腹腔鏡下手術という内視鏡カメラを使った方法で行いますが，利点として，手術の時の傷が小さくでき，術後の痛みが少なくなる可能性があります．欠点としては，カメラを使う遠隔操作になるため，手術時間が少し長めになることがあり，緊急時には開腹手術に変更することがあります．麻酔は，全身麻酔で行いますので，手術中は眠った状態で痛みもないように行います．
その他，手術・麻酔に関する合併症，注意点について説明が行われた．

**本人の様子**：緊張した面持ちではあったが，特に質問はなく，「覚悟はしていても緊張はするね．やるからにはしっかり治したい．明日はよろしくお願いします」と言われる．

**妻の様子**：S氏と同様に緊張した面持ちで説明を聞いていた．術後の痛みの程度や食事は術後どのくらいから始まるのかなどの質問をしていた．

### c. 手術前の様子

　入院後，体毛のチェックと臍処置を行い，術前の入浴を行ってもらった．

　入院に付き添ってきた妻といろいろと話をしながら，ベッドの周りを整理したり，デイルームで職場からの連絡に応えたりして過ごしている．

　食事は糖尿病食（1,600kcal）で，手術に向けて21時以降は禁食となり，24時以降は飲

水も禁止となった．21時にプルゼニド®2錠（24mg）を内服し，23時に本人の希望により，マイスリー®10mgを内服した．

　手術当日は6時30分に起床しており，「睡眠薬を飲んでからはよく眠れました．お通じもちゃんとありましたよ．」と話されていた．7時30分頃より，家族が付き添っており，手術着への着替えや点滴の交換など手術に向かう準備を一緒に行っていた．8時20分に受け持ち看護師と家族とともに，独歩で手術室へ向かった．

#### D 手術について

S氏の手術は予定どおりに行われた．術中の様子については表6-6のとおりであった．

#### a. ドレーン・カテーテル類

・胃留置カテーテル（14Fr）：右鼻腔に挿入し，手術終了後に抜去された．
・Aライン（22G）：左橈骨動脈に挿入し，手術終了後に抜去された．
・膀胱留置カテーテル（14Fr）：蒸留水10mLで固定．
・末梢ライン：左上肢18Gで留置，右上肢20Gで留置されている．
・硬膜外チューブ：Th11/12に挿入

**表6-6** S氏の手術中の様子

| 手術日時 | ○月△日　9時30分　手術開始 | | |
|---|---|---|---|
| 術式 | 幽門側胃切除術（ビルロートⅠ法による再建，リンパ郭清術） | | |
| 手術時間 | 3時間40分 | **麻酔時間** | 4時間30分 |
| 麻酔の種類 | 吸入麻酔，硬膜外麻酔 | | |
| 術後診断名 | M，Ant，Less，2．5×3．2<br>T1b，N0，M0，H0　stage IA | | |
| 術中経過 | 8：30　手術室入室，表情は硬く，緊張している様子<br>　　　　血圧144/90 mmHg，脈拍92回/分<br>9：00　麻酔導入開始<br>9：03　血圧88/50 mmHg　エフェドリン4mg iv<br>　　　　血圧安定後，膀胱留置カテーテルの挿入など準備<br>9：30　手術開始<br>13：10　手術終了<br>14：00　手術室退室<br><br>手術中，特に大きなバイタルサインの変動もなく，順調に進行した．<br>麻酔覚醒時のシバリングは見られず，呼吸状態も安定していた．<br>肩甲骨部，仙骨部，踵部の発赤はなく，対極板の貼付部位も発赤はなかった． | | |
| 術中輸液総量 | 2,100mL | | |
| 出血量 | 360g | **尿量** | 530mL |

（術後急性期における看護過程の展開）

### b. 術後指示

術後に以下の内容で指示が出された（表 6-7）.

**表6-7** S 氏の術後の指示一覧

| 項目 | 指示内容 |
|---|---|
| 酸素吸入 | 酸素マスクで 3L/ 分で投与　SpO$_2$ が 90% 以下のとき，Dr Call<br>術後 1 日目の朝 6 時に SpO$_2$ が 95% 以上で酸素終了 |
| 硬膜外持続注入 | 0.5% キシロカイン® 35mL+ 塩酸モルヒネ 9mg　0.5mL/h |
| 疼痛時 | ①硬膜外持続注入をワンプッシュ<br>②ロピオン® 1A+ 生食 100mL を 30 分で投与 |
| 発熱時 | 38.0℃以上のとき，氷枕で対応<br>38.5℃以上のとき，ボルタレン®座薬 50mg<br>解熱しないとき，Dr Call |
| 嘔気・嘔吐時 | プリンペラン® 1A（10mg）iv，1 日 3 回まで |
| 尿量 | 術後 1 日目まで 2 時間毎のチェック<br>40mL/h 以下のとき，Dr Call |
| 体位変換 | 覚醒後より自力で可<br>弾性ストッキング，フットポンプは，離床が進むまで着用 |

## E 術後の経過（図 6-1）

### a. 手術当日　帰室時（POD 0）

S 氏は，14：10 にベッドで外科病棟の個室に帰室した．帰室時はまだ半覚醒の状態で，呼名開眼はあるが，すぐに眠ってしまう状態であった．バイタルサインに特に問題はなかったが，両肺の下葉での呼吸音が弱く，腸蠕動音の聴取はできなかった．帰室後の全身状態確認とベッド周囲の環境整備を行い，家族の面会を行った．

帰室後の 15：00 に創部痛を訴えたため，硬膜外注入をワンプッシュした．その後，創部痛は軽減したが，19：00 に再度強い創部痛を訴えたため，ロピオン® 1A+ 生食 100mL を使用し，疼痛コントロールを行った．体動時に痛みの訴えがあったが，鎮痛薬使用後は自制内で経過した．

体温は，徐々に体温が上昇していたため氷枕で対処していたが，23：00 に 38.6℃となったため，ボルタレン座薬 50mg を使用した．その後，37.2℃まで解熱した．

### b. 術後 1 日目　午前（POD 1）

6：00 に訪室すると，うとうとしている状態であり，「夜は少ししか眠れなかった」と訴えがあった．創部痛が少し出現している様子で，NRS で 3 ～ 4 であった．そのためか，血圧が 140mmHg 前後に上昇しており，表情は険しかった．

呼吸状態は，SpO$_2$は安定しているが，両肺呼吸音は弱く，夜間に左肺で肺雑音が聞かれるようになっている．痰の喀出は頑張っているが，痰の粘稠性が高く，量も多いため，うまく出せず「痰がずっと絡んでいる感じがして気持ち悪い」と訴えている．深呼吸と咳嗽法は，看護師から促すとできるが，自分からは行えていない．

午前中の間に離床を進めるため，10：00からベッドのギャッジアップを徐々に行い70度位まで上げた．70度まで上げて10分後くらいに，「気持ち悪くはないけど，頭がくらくらする感じがする．」との訴えがあったため，ベッドを30度位まで倒し様子をみた．その後，特に起立性低血圧の症状が強くなることもなく経過した．この日は午後に再度離床を行い，離床できたら，膀胱留置カテーテルを抜去することをS氏に伝え了解を得た．

血液検査の結果は表6-8のとおりである．

**表6-8** 術後1日目の血液検査の結果

| | 項目 | データ | 項目 | データ |
|---|---|---|---|---|
| 血算 | 赤血球数 | 368万/$\mu$L | 白血球数 | 9,860/$\mu$L |
| | 血色素量 | 11.8 g/dL | ヘマトクリット値 | 38.6% |
| | 血小板 | 15.2万/$\mu$L | | |
| 生化学 | TP（総蛋白） | 5.5 g/dL | アルブミン | 3.2 g/dL |
| | 総ビリルビン | 0.84 mg/dL | AST | 53 IU/L |
| | ALT | 47 IU/L | LDH | 217 IU/L |
| | クレアチニン | 0.75 mg/dL | BUN | 12.3 mg/dL |
| | Na | 141 mEq/L | K | 3.7 mEq/L |
| | Cl | 100 mEq/L | Ca | 8.4 mg/dL |
| | Glu | 153 mg/dL | CRP | 4.15 mg/dL |

（術後急性期における看護過程の展開）

患者氏名＿＿＿＿＿Ｓ氏＿＿＿＿＿　（ 53 ）歳　（ 男性 ）　診断名＿＿＿早期胃癌＿＿＿

| 月　日 | | | | ○ / △ | | |
|---|---|---|---|---|---|---|
| 病　日 | | | | 帰室 14：10 | 16：00 | 18：00 |
| R | BP | P | T | | | |
| 45 | 180 | 180 | 41 | | | |
| 40 | 160 | 160 | 40 | | | 19：00 ロピオン 1A |
| 35 | 140 | 140 | 39 | | 15：00 硬膜外 1 プッシュ | |
| 30 | 120 | 120 | 38 | | | |
| 25 | 100 | 100 | 37 | | | |
| 20 | 80 | 80 | 36 | | | |
| 15 | 60 | 60 | 35 | | | |

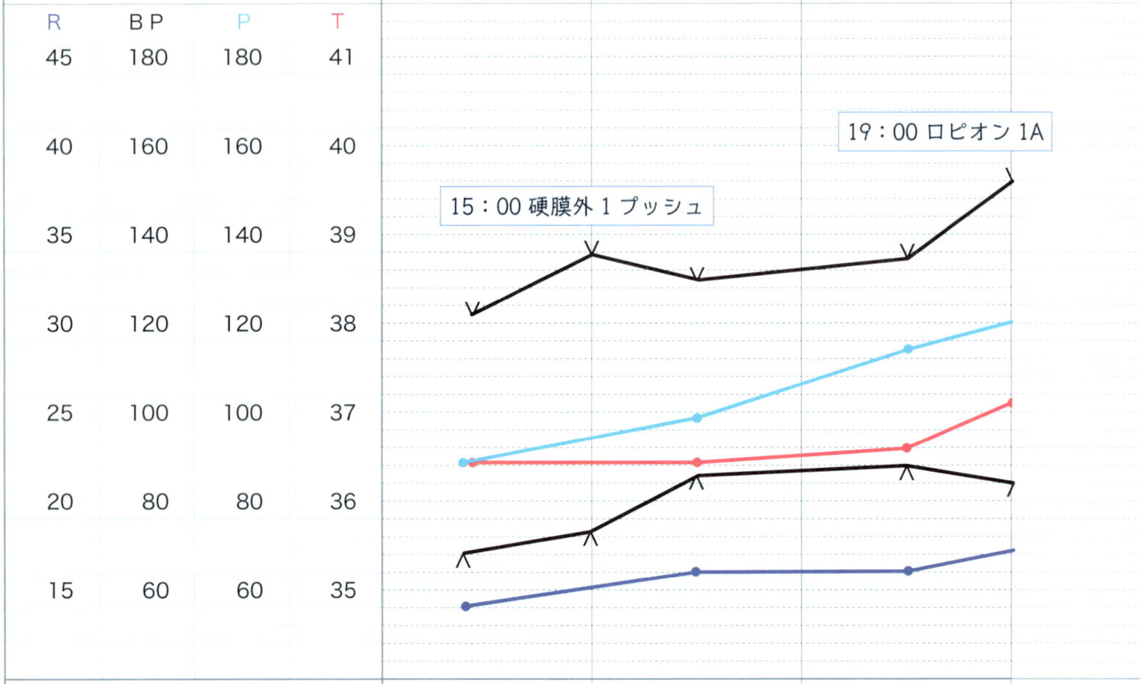

| 酸素吸入 | | マスク 3L ───────────── | | |
|---|---|---|---|---|
| SpO₂ | | 96% | 98% | 96% |
| 意識状態 | | 半覚醒 | 覚醒 | 覚醒 |
| 水分摂取量 | 経　口 | － | － | － |
| | 輸　液 | ソルデム 3A 80mL/h ──────── | | 20：00 |
| | | | | 19：00 ロピオン |
| | 合　計 | 術中 2,100mL | 160mL / 2,260mL | 160mL / 2,420mL |
| 排液量 | 尿　量 | 530mL | 100mL / 630mL | 120mL / 750mL |
| | 吻合部ドレーン | 20mL | 60mL / 80mL | 100mL / 180mL |
| | 術中出血量 | 360g | 360g | 360g |
| | 合　計 | 910mL | 1,070mL | 1,290mL |
| 水分出納バランス | | +1,190 | +1,190 | +1,130 |
| 硬膜外注入 | | 0.5% キシロカイン + 塩酸モルヒネ　0.5mL / h ───────── | | |
| 創部痛（NRS） | | ±　　+（6） | ±（2） | ±（3）　　+（8） |
| 肺エア入り（R/L） | | 両下葉弱い | 両下葉弱い | 両下葉弱い |
| 肺雑音（R/L） | | － / － | － / － | － / ± |
| 腸蠕動音 | | － | － | － |
| ⋮ | | ⋮ | ⋮ | ⋮ |

**図 6-1**　Ｓ氏の術後の経過表

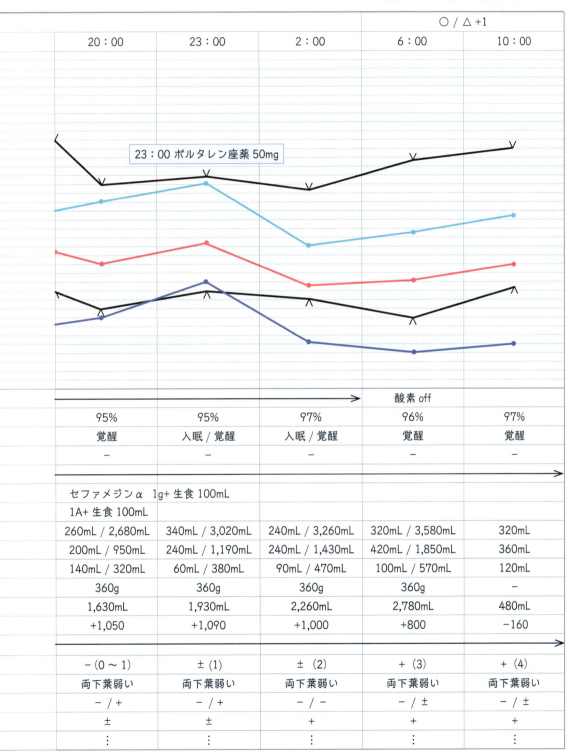

（術後急性期における看護過程の展開）

# ❷ アセスメント（術後）

ゴードンの 11 の健康的機能パターンにもとづいてアセスメントを行った.

| | 情報（主観的情報：subjective data (S) /<br>客観的情報：objective data (O)） | 情報の解釈・分析：assessment |
|---|---|---|
| 健康知覚・健康管理 | 〈術前〉<br>O1 25 歳から現在まで，16 本 / 日の喫煙習慣がある<br>O2 手術直前まで本数は減らしたが，禁煙はできなかった<br>O3 服薬などは今まできちんとできており，自己管理はできていた<br>S1 「父が胃癌で亡くなっているので心配はあります．検査結果については，期待もありますし，不安もありますね」<br>S2 「やっぱりですか，なんとなく予測はしていましたが，ショックですね．」「癌になっちゃったのかぁ…」 | ・禁煙の必要性は理解できている様子だが，直前まで禁煙できなかったことや術前の検査と病気に対する発言から，ストレスが大きかったことが考えられる．<br>・禁煙ができていないことから，術後の呼吸器合併症の発症リスクは高くなっていると考える．術後の呼吸状態に合わせて，介入計画の立案など対処が必要と考える．<br>・内服などの管理は自己管理ができており，入院後の管理に関するコンプライアンスは良いことが予測される．ストレスへの対処状況と合わせて，治療に対するコンプライアンスの状況について，経過を観察していく必要があると考える． |
| 栄養・代謝 | 〈術前〉<br>O1 身長：166.0cm　体重：68.0kg<br>BMI：24.7（標準体重）<br>O2 食習慣：3 回 / 日，不規則，脂ものが好き<br>入院後は，糖尿病食（1,600kcal）<br>O3 大食いで，あまりよくかまないで食べてしまう傾向がある<br>O4 TP 6.9g/dL, Alb 4.5g/dL, T-Bil 0.7mg/dL, 総コレステロール 240mg/dL, Na 144mEq/L, K 4.4mEq/L, Cl 103mEq/L, Glu 130mg/dL<br>O5 嘔気（－），嘔吐（－），腹部膨満（－）<br>基礎代謝量：66.5 ＋（68×13.8）＋（166 × 5.0）－（53 × 6.8）＝1,474.5kcal/ 日<br><br>**Memo**<br>**基礎代謝量ハリス・ベネディクト方程式**<br>男性：66.5 ＋（体重 kg × 13.8）＋<br>　　　（身長 cm × 5.0）－（年齢× 6.8）<br><br>女性：66.5 ＋（体重 kg × 9.6）＋<br>　　　（身長 cm × 1.9）－（年齢× 4.7） | ・術前の BMI は 24.7 であることから，標準体重範囲内ではあるが，肥満にかなり近い状態にある．肥満に近い状況であることから，胸郭及び腹部の呼吸性運動に制限がかかる可能性があり，術後の呼吸状態に影響が出現する可能性がある．<br>・術前の身体状態としては，TP，Alb ともに基準値内であり，手術を受けられる状態であると考える．Glu の数値がやや高く，糖尿病を発症している可能性がある．術後は侵襲に対してカテコールアミン，グルカゴン，糖質コルチコイドの分泌が増加する．これらにより肝臓の糖分解や筋蛋白からの糖新生を促進する．成長ホルモンや遊離脂肪酸はインスリンの作用に拮抗するため，インスリンの感受性の低下により，耐糖能が低下し高血糖を生じる．以上より，術後に高血糖になりやすく，元々の血糖が高いとさらに高血糖になる可能性が高いため，術後の血糖変化と感染徴候の出現に注意して経過を観察する必要がある． |

176

| | 情報（主観的情報：subjective data (S) / 客観的情報：objective data (O)） | 情報の解釈・分析：assessment |
|---|---|---|
| 栄養・代謝 | 〈術後 0 日目〉<br>O7 嘔気（−），嘔吐（−），腹部膨満（−）<br><br>〈術後 1 日目〉<br>O8 TP 5.5g/dL，Alb 3.1g/dL，T-Bil 0.84 mg/dL，Na 141mEq/L，K 3.7mEq/L，Cl 100 mEq/L，Glu 153mg/dL<br>O9 腸蠕動音（＋）<br>O10 嘔気（−），嘔吐（−），腹部膨満（−） | ・術後 1 日目の TP，Alb が低下しているが，これは術後障害期に蛋白異化が亢進するためであり，転換期に蛋白異化から同化に移行するため，徐々に回復していくことが考えられる.<br>・術後の循環動態が安定し，消化器症状や創の異常がなければ，術後 1 日目より経口水分摂取が開始となる．しかし，術後数日は食事が取れないため，食事が開始され摂取量が安定するまでは栄養状態の回復が遅くなる可能性がある.<br>・S 氏の基礎代謝量は 1474.5kcal/ 日であり，胃癌手術後から中等度侵襲と考える．このことより，維持期の投与カロリーは，25 ～ 30kcal/kg/ 日となり，1,700 ～ 2,040kcal 必要となる. |
| 排泄 | 〈術前〉<br>O1 Cre 0.85mg/dL，BUN 15.5mg/dL<br>O2 腸蠕動音（良好）<br><br>〈術後 0 日目〉<br>O3 膀胱留置カテーテル 14Fr 蒸留水 10mL<br>O4 腸蠕動音（−）～（±）<br>O5 尿量<br><table><tr><td>術中</td><td>帰～18：00</td><td>～23：00</td><td>～翌6：00</td></tr><tr><td>530mL</td><td>750mL</td><td>1,190mL</td><td>1,850mL</td></tr></table><br>〈術後 1 日目〉<br>O6 膀胱留置カテーテル挿入中<br>O7 Cre 0.75mg/dL，BUN 12.3mg/dL<br>O8 腸蠕動音（＋） | ・術前の検査データ上は，特に問題となることはなく，手術を受けられる状態と考える.<br>・術後に腸蠕動音がないが，これは術後の生理的腸管麻痺と考えられる．しかし，この状態が術後 3 日目以降も続くと，麻痺性イレウスまたは，単純性イレウスの発症が疑われる．現在，硬膜外注入より塩酸モルヒネが投与されていることからイレウスへの移行のリスクがあり，経過の観察が必要である．イレウス予防のために早期離床などの介入が必要と考える.<br>・術後も特に腎機能に関する検査データは問題ない.<br>・尿量についても，時間尿量の目安の 0.5 ～ 1mL/kg/h である 50 ～ 120mL/h は流出しており，問題はないと思われる．術後 2 ～ 3 日目よりサードスペースに移行した体液がリンパ系を介して血管内に戻り，尿として排泄されるため，尿量が増加する．この時期の尿量と水分出納に注意して観察する必要がある. |
| 活動・運動 | 〈術前〉<br>O1 バイタルサイン（入院時）<br>血圧 142/88mmHg，脈拍 86 回 / 分，体温 36.4℃，呼吸数 14 回 / 分，SpO$_2$ 96%，肺雑音（−）<br>O2 検査データ（入院時）<br>RBC 484 万/μL，WBC 4,360/μL，Hb 14.8g/dL，Ht 43.8%，Plt 20.4 万 / μL，CRP 0.08mg/dL，Glu 130mg/dL，PT 11.3 秒，APTT 28.6 秒，FDP 1.0 μg/mL，HBs（−），HCV（−），RPR（−），HIV（−） | ・術前のバイタルサインでは血圧がやや高いため，術後に血圧が上昇しやすいことが考えられる．これにより，術後後出血のリスクが高まる可能性があるため，疼痛緩和などの介入と観察が必要になると考える．術後のドレーンからの排液量としては，100mL/h 以上はみられていないため，後出血はないと考える.<br>・その他のバイタルサインには特に問題はない. |

（術後急性期における看護過程の展開）

| 情報（主観的情報：subjective data (S) / 客観的情報：objective data (O)） | 情報の解釈・分析：assessment |
|---|---|
| **活動・運動**<br><br>O3 %VC 98%,<br>　FEV$_1$%（1秒率）67%<br>O4 内視鏡：胃体部小彎側に 2×3cm の表面陥凹型病変，<br>　胃生検：Group5：癌<br>O5 ADL は自立<br>O6 喫煙歴：28 年間　16 本 / 日<br>　禁煙指導後：5 本 / 日，入院後は禁煙<br>O7 呼吸練習器具での呼吸練習<br>　スーフル® 10 回 /3 セット / 日<br><br>〈術後 0 日目〉<br>O7 術式：幽門側胃切除術（ビルロートⅠ法による再建，リンパ郭清術）<br>　手術時間：3 時間 40 分<br>O8 吸入麻酔，硬膜外麻酔<br>　麻酔時間：4 時間 30 分<br>O9 出血量：360g<br>　吻合部ドレーン：570mL（30 〜 70mL/h）<br>O10 術中輸液総量：2,100mL，術後 0 日目の輸液総量：3,580mL，水分出納＋ 800<br>O11 酸素吸入：酸素マスク 3L/ 分<br>O12 バイタルサイン：<br>　血圧 122 〜 152/68 〜 90mmHg，脈拍 83 〜 104 回 / 分，体温 36.4 〜 38.6℃，呼吸数 14 〜 22 回 / 分，SpO$_2$ 95 〜 98%，肺エア入り 両下葉で弱い，肺雑音 L（−）〜（＋）<br>O13 発熱に対し，23：00 にボルタレン® 座薬 50mg を使用し，37℃台に解熱する<br>O14 覚醒後はベッド上で，自力で体を動かすこともあったが，痛みが出現するため，看護師の介助での体位変換が行われていた.<br>　弾性ストッキング，フットポンプ使用<br><br>〈術後 1 日目〉<br>O15　バイタルサイン：<br>　血圧 142 〜 148/72 〜 84mmHg，脈拍 88 〜 96 回 / 分，体温 37.5 〜 37.9℃，呼吸数 14 〜 15 回 / 分，SpO$_2$ 96 〜 97%，肺エア入り 両下葉で弱い，肺雑音 L（−）〜（±） | ・血液検査でも特に問題は見られないが，血糖が高く，糖尿病であることが考えられる．S 氏も手術侵襲により血糖値が上昇することが予測され，通常，150 〜 200mg/dL 以下を目標にするとされる．S 氏の場合，高血糖状態となることが考えられ，術後の経過観察が必要である.<br>・S 氏は，28 年の喫煙歴により術後の痰の粘稠度が高くなり量が増え，痰の喀出が困難になることが考えられる．さらに，手術中の気管内挿管の刺激や吸入麻酔の影響により，痰と粘稠度を増加させること，気管や肺胞内の乾燥による線毛運動の低下による痰の喀出困難も考えられる．また，腹腔鏡下手術で気腹を行うことから，横隔膜の挙上に伴う機能的残気量の低下が起こることも報告されている．以上より，術後に無気肺など呼吸器合併症となるリスクが非常に高いと考える．術前の呼吸機能検査から閉塞性換気障害であり，痰喀出能が低下していることが考えられ，より呼吸器合併症のリスクが高いと言える．これら合併症の予防を行い，術後の回復を促すためにも十分な酸素化がされるように援助する必要がある.<br>・術後の呼吸状態については，酸素吸入により大幅な SpO$_2$ の低下はないが，両下葉でのエア入りが弱く，左肺野での肺雑音が聞かれるなど，痰の貯留と喀出不十分な状況が考えられる．S 氏の訴えからも，創部痛および痰の量と粘稠度の増加により痰の喀出が困難となっており，呼吸器合併症予防の介入が必要な状態と考える．→ # 1<br>・術直後は 36.0℃台で，術後のシバリングもみられていないため，状態は安定していると思われる．ただ，術後には末梢の循環不全を起こす可能性があるため，注意して観察する必要がある．23：00 に 38.6℃まで熱が上がっているが，これは感染による発熱ではないと考える．手術侵襲による，組織破壊，壊死，出血などが体内にある場合に見られる発熱で，吸収熱と呼ばれる生体反応であると考えられる．同様に，WBC と CRP の上昇も生体反応の 1 つと考えられ，術後としては正常な反応であると考える.<br>・手術当日は，麻酔の影響や手術による疲労により，自力での多移動は難しいと思われる．必要時，援助は必要と考えるが，離床に向けた準備も必要である. |

178

| | 情報（主観的情報：subjective data (S) / 客観的情報：objective data (O)） | 情報の解釈・分析：assessment |
|---|---|---|
| 活動・運動 | O16 検査データ：<br>　　RBC 368万/μL，WBC 9,860μL，Hb 11.8g/dL，Ht 38.6%，Plt 15.2万μL<br>　　CRP 4.15mg/dL，Glu 153mg/dL<br>O17 痰の粘稠性が高く，量も多い<br>S1 「痰がずっと絡んでいる感じがして気持ち悪い」<br>O18 10：00にギャッジアップを行い70度まで上げた．10分後に起立性低血圧症状が出現（めまい）<br>　　弾性ストッキング，フットポンプ使用<br>S2 「気持ち悪くはないけど，頭がくらくらする感じがする」 | ・術後1日目に実施したギャッジアップでは，「頭がくらくらする」といった訴えもあったことから，起立性低血圧の症状が出現していることが考えられる．S氏の離床意欲を損なわないように，ゆっくりと体を起こすなど症状の出現を最小限にする介入が必要と考える．また，離床の必要性と利点についても伝える必要がある．<br>・手術および術後の安静期間から，深部静脈血栓症の発症の可能性も考える必要がある．予防のため，フットポンプと弾性ストッキングを使用しているが，創部痛を抑えつつ，ベッド上での運動を促すなど，積極的な予防的介入が必要と考える．これらを行うことで，早期離床と早期回復につながると思われる． |
| 睡眠・休息 | 〈術前〉<br>O1 普段の睡眠障害はない<br>O2 手術前日23：00時に本人の希望により，マイスリー®10mgを内服<br>S1 「睡眠薬を飲んでからはよく眠れた」<br><br>〈術後　0～1日目〉<br>O3 術後1日目の6：00に訪室するとうとうとしている<br>S2 「夜は少ししか眠れなかった」 | ・術前は睡眠薬の内服により，手術の前は十分な休息がとれ，問題は見られない．<br>・術後は創部痛や手術による疲労感，モニター類の音などにより，休息がとれていないことが推察される．今後の回復や環境の変化により，睡眠がとれるようになっていくと考えられるが，より早期の回復を図るためにも，睡眠環境の調整や休息時間の確保などかかわっていく必要があると考える． |
| 認知・知覚 | 〈術前〉<br>O1 意識状態：見当識あり<br>O2 運動麻痺（－），知覚・触覚障害（－）<br>O3 視覚障害：近視（両眼0.2）眼鏡使用<br>　　聴覚障害（－），嗅覚障害（－）<br><br>〈術後0日目〉<br>O4 意識状態：半覚醒（呼名開眼あるが，すぐに閉眼）<br>　　1時間後くらいに全覚醒<br>O5 運動障害，知覚障害，感覚障害（－）<br>O6 創部痛（－）～（＋）　NRS　0～8<br>　　硬膜外注入（0.5%キシロカイン®＋塩酸モルヒネ0.5mL/h）<br>　　15：00硬膜外注入ワンプッシュ<br>　　19：00ロピオン1A＋生食100mL div<br>　　創部痛の訴えが減少した | ・術前の認知機能，運動・知覚機能に問題はない．<br>・元々の近視があるため，麻酔覚醒後は環境適応を促し，せん妄予防のために視覚の補正（眼鏡の使用）を行っていくことが必要と考える．<br>・帰室直後は半覚醒の状態であり，周囲の状況などが十分わからない可能性がある．点滴ルートやドレーンなど不快に感じるものを除去しようとする可能性があるため，ルート類の管理に注意する必要がある．帰室後1時間くらいから全覚醒となっているため，状況の説明や術後のねぎらいなど現実感覚を促し，危険を回避する関わりが必要と考える．<br>・術後の創部痛などの痛みは，帰室直後は見られなかったが，体動をきっかけに出現する様子である．硬膜外注入によりある程度はコントロールされているが，急性疼痛については積極的に除痛を行うことが推奨されているため，早期から使用できるように観察する必要がある． |

（術後急性期における看護過程の展開）

| | 情報（主観的情報：subjective data (S) / 客観的情報：objective data (O)） | 情報の解釈・分析：assessment |
|---|---|---|
| 認知・知覚 | 〈術後 1日目〉<br>O7　意識状態：全覚醒<br>O8　創部痛（＋）　NRS　3〜4<br>O9　硬膜外注入継続 | |
| 自己知覚・自己像 | 〈術前〉<br>S1　（本人より）几帳面，心配性，完璧を求める傾向がある<br>S2　「父が胃癌で亡くなっているので心配はあります．検査結果については，期待もありますし，不安もありますね．」<br>O1　笑顔は見られている，病気に対する不安はある様子<br>S3　「やっぱりですか．なんとなく予測はしていましたが，ショックですね．手術に向けた準備と検査はやっていきます．癌になっちゃったのかぁ…」<br>O2　医師の方を向いて話を聞いている，時折伏し目がちになり床を見つめたりしている<br>S4　妻「よろしくお願いします…」<br>O3　妻：びっくりした様子，検査の予定などをメモに取りながら聞く<br>S5　「覚悟はしていても緊張はするね．明日はよろしくお願いします」<br>O4　緊張した面持ち，特に質問はなかった<br>S6　妻「術後の痛みの程度や食事は術後どのくらいから始まるのか」<br>O5　妻：緊張した面持ち，質問できている | ・術前の検査前の説明では，自身の父親が胃癌であったことと自身の状況を重ねて，不安を感じていると考えられる．しかし，ただ不安を感じているだけでなく，検査の結果がよいものである期待も持っており，揺れ動く心理を受け止めつつ介入する必要がある．<br>・検査結果が伝えられたときは，予測していたようだがショックを受けており，癌になってしまったことに対する否認やあきらめなどネガティブな感情がみえている．一方で，手術に向けた準備や検査に対する前向きな発言もみられていることから，自身の病気と治療の受け入れを始めようとしていることが考えられる．<br>・手術前日の説明時には，緊張はしているがそのことを言葉に出せているため手術に対する折り合いは付けられていると考えられる． |
| 役割関係 | O1　50歳代前半，男性，壮年期<br>O2　妻（48歳），長女（23歳），長男（20歳）の4人家族で，現在は，妻・長女の3人で同居している<br>O3　会社員で営業担当の部長として働いている<br>O4　入院中であるが，手術前に職場からの連絡に応えている姿がみられている | ・S氏は壮年期にあり，家族や仕事，後輩との関わりで，次世代に託していくことを進めていく時期である．その一方で，いろいろなことに限界を感じ，アイデンティティの再構築をする時期でもある．S氏は，胃癌の罹患により，自身の健康や役割遂行に対する自信が揺らぐ経験から，ストレスを感じていることが考えられる．<br>・入院中であるが，職場からの連絡に応えるなど，社会的役割を遂行しており，自身の役割に対する責任感が高いことがうかがえる．<br>・現在のところ，自身の役割に関する発言が聞けていないため，今後の言動の観察が必要であると考える． |

| | 情報（主観的情報：subjective data (S) / 客観的情報：objective data (O)） | 情報の解釈・分析：assessment |
|---|---|---|
| 性・生殖 | O1　S氏53歳，妻48歳<br>O2　子ども2人は成人しており，自立しつつある状況 | ・子育てもほぼ終了しつつあり，これからの夫婦間の関係性を構築していく時期になっていると考える．<br>・特に問題となるようなことはない． |
| ストレスコーピング | O1　趣味：スキー，スポーツ観戦<br>O2　今ある症状やつらいことは，医療者などに伝えることができている<br>O3　術前：睡眠はとれている，<br>　　　術後：痛み，疲労，環境変化から，やや不眠気味 | ・趣味のスポーツ観戦は，ストレスコーピングになることが考えられる．<br>・術前は，自身のつらいことや症状などを医療者などに相談することができていることと睡眠などへの影響が見られないことからコーピングはできていると考える．<br>・術後で，痛みなどの身体的な面と精神的な面の両方からストレスがかかっていることが考えられるため，今後の，コーピング状況，生活面での影響について観察していく必要があると考える． |
| 価値観・信念 | O1　几帳面，心配性，完璧を求める傾向<br>S1　「やるからにはしっかり治したい．」<br>O2　父親も胃癌で亡くなっている | ・元々，几帳面で完璧を求める性格であることから，やると決まればきちんと実施することがうかがえ，S氏の発言からもわかる．また，父親と同じ病気であることからも，治したいという思いは強いことが考えられ，治療に対しては前向きな協力関係が築けることが考えられる． |

（術後急性期における看護過程の展開）

# ❸ 看護計画（術後）

患者氏名： S 氏　　　　年齢： 53 　歳　　　　性別： 男性

| 根拠となるデータ，解釈・分析 | 看護診断（立案日） | 看護目標（達成日） |
|---|---|---|
| O1 呼吸機能検査：閉塞性換気障害<br>%VC 98%,<br>$FEV_1$% （1 秒率）67%<br><br>O2 喫煙歴 28 年間，16 本 / 日<br>禁煙指導後 5 本 / 日，入院後は禁煙<br><br>O3 呼吸練習器具での呼吸練習<br>スーフル® 10 回 /3 セット / 日<br><br>O4 幽門側胃切除術，<br>手術時間　3 時間 40 分<br><br>O5 吸入麻酔,<br>麻酔時間　4 時間 30 分<br><br>O6 呼吸状態<br>POD 0：呼吸数 14 〜 22 回 / 分，<br>$SpO_2$ 95 〜 98%，肺エア入り 両下葉で弱い，肺雑音 L （−）〜（＋）<br>POD 1：呼吸数 14 〜 15 回 / 分，<br>$SpO_2$ 96 〜 97%，肺エア入り 両下葉で弱い，肺雑音 L （−）〜（±）<br><br>O7 痰の粘稠性が高く，量も多い<br><br>S1 「痰がずっと絡んでいる感じがして気持ち悪い」<br><br>O8 創部痛（−）〜（＋）<br>NRS 0 〜 8<br>硬膜外注入（0.5% キシロカイン®<br>＋塩酸モルヒネ 0.5mL/h）<br>15：00 硬膜外注入ワンプッシュ<br>19：00 ロピオン 1A ＋生食 100ml div | # 1<br>痰の喀出困難による術後無気肺のリスク状態<br>（○ / △） | 1）清明な呼吸音が聴取される<br>（○ / □）<br><br>2）胸部 X 線写真上，無気肺の所見が認められない<br>（○ / □）<br><br>3）深呼吸練習を 1 日 3 回計画に沿って実施できる<br>（○ / □）<br><br>4）1 日 2 回車いすに 30 分乗車することができる<br>（○ / □）<br><br>5）$SpO_2$ の値が酸素なしで 95% 以上を保つことができる<br>（○ / □）<br><br>6）創部痛を抑える対処をしながら，自力で痰の喀出ができる<br>（○ / □） |

診断名：　　　　　　早期胃癌

## 看護方法

OP：Observation Plan（観察）
(1) バイタルサイン（血圧，脈拍，体温）
(2) 呼吸状態（呼吸数，呼吸音，左右差，$SpO_2$，チアノーゼ，副雑音の有無，動作前後での変化）
(3) 顔色（良好か不良か），表情の変化，声のトーン・大きさ
(4) 疼痛の程度（痛みの部位，NRS）
(5) 痰の喀出状況，痰の状態（量，色，粘稠度，痰の貯留場所）
(6) 口腔内の乾燥の有無，汚染状態
(7) 胸部 X 線写真の状態
(8) 採血検査結果（血液ガス分析，血算・生化検査）
(9) 生活リズム（覚醒時間，睡眠時間，熟眠感）

TP：Treatment Plan（看護ケア）
(1) 呼吸練習，離床の 30 分前に鎮痛剤を使用し痛みをコントロールする
(2) 深呼吸・スーフルでの呼吸練習を 1 日 3 回実施する
　　10 回 /2 セットで，10：00，14：00，18：00 に実施
(3) 1 回 30 分の 2 回 / 日，車いすに乗車をする（10：00，14：00）
(4) ベッド上にいるときは，体調に合わせてギャッジアップ 70 度以上にする
(5) 3 回 / 日で口腔ケアを実施する（7：00，12：00，20：00）
(6) うがいまたは水分摂取時に，創部を抑えながら咳嗽・痰の喀出を行う

EP：Education Plan（教育）
(1) 痰喀出の必要性を説明する
(2) 離床や呼吸練習が呼吸機能を高め，合併症を予防することを説明する
(3) 創部痛などは早期に取っていくことが効果的であることを説明し，我慢しないように伝える
(4) 呼吸困難時にはすぐに知らせるように説明する

# 索引

## あ

アセスメント（術後） …………… 176
アナフィラキシーショック …… 133
アミラーゼ ………………………… 113
アルドステロン ……………………… 83
アルブミン ………………………… 113
悪性高熱症 ………………… 20, 55
　──に対する処置 ……………… 56

## い

イソフルレン ……………………… 25
イレウス …………………………… 144
一次救命 …………………………… 30

## う

ウェルネス型看護診断 …………… 2

## え

炎症反応 - 免疫系反応 …………… 81
嚥下性肺炎 ………………………… 138

## お

オピオイド ………………………… 107

## か

カテコールアミン ……… 81, 83
カフ加圧法 ………………………… 12
カプノメーター …………………… 21
カリウム …………………………… 113
ガウンテクニック ………………… 22
ガス麻酔薬 ………………………… 23
下肢での血圧測定 ………………… 12
下腿コンパートメント症候群 … 47
化学性肺炎 ………………………… 138
加齢による身体の変化 …………… 4
覚醒 ………………………………… 59
肩関節の脱臼 ……………………… 50
活動過剰型 ………………………… 157
活動減少型 ………………………… 157
完全静脈麻酔 ……………………… 27
看護過程 ………………… 66, 166
看護計画 …………………………… 74
看護計画（術後） ………………… 182
看護診断 …………………………… 2
患者管理鎮痛法 …………………… 109
緩徐導入 …………………………… 27
観血的血圧測定値 ………………… 15
観血的血圧モニタリング ………… 13
眼球圧迫，耳介・鼻の圧迫 …… 49

## き

気管挿管 …………………………… 30
気管挿管時の患者の観察 ………… 31
気道 ………………………………… 29
気道確保 …………………………… 30
気道閉塞現象 ……………………… 137
期外収縮 …………………………… 122
揮発性麻酔薬 ……………………… 25
機能性イレウス …………………… 144

## 

筋弛緩薬 …………………………… 25
吸入器 ……………………………… 140
吸入麻酔 …………………………… 23
吸入療法 …………………………… 138
急性循環不全 ……………………… 124
急速導入 …………………………… 27
胸部 X 線撮影写真の見方 ……… 117
胸部の圧迫 ………………………… 51
仰臥位 …………………… 39, 40
局所麻酔 …………………………… 33
局所麻酔薬 ………………………… 107

## く

クレアチニン ……………………… 112
クロール …………………………… 113
区画症候群 ………………………… 94
空気 ………………………………… 7
空調 ………………………………… 7

## け

ケタミン …………………………… 26
ケトン体 …………………………… 116
外科的糖尿病状態 ………………… 86
経口的気管内挿管 ………………… 28
経鼻的気管内挿管 ………………… 28
継続的観察項目 …………………… 22
頸静脈の観察 ……………………… 131
頸部
　──の圧迫 …………………… 51
　──の循環障害 ……………… 45
血圧 ……………………… 9, 56
血圧上昇 …………………………… 57
血圧低下 ………………… 56, 124
血圧モニター ……………………… 9
　──の変化と測定部位 ……… 10
血液化学検査 ……………………… 112
血液凝固能 ………………………… 112
血液検査 …………………………… 111
血小板数 …………………………… 112
血栓症 ……………………………… 135
血糖 ………………………………… 114
血尿 ………………………………… 115

## こ

コルチゾール ……………………… 83
ゴムアレルギー …………………… 134
呼吸器系合併症 …………………… 137
抗利尿ホルモン …………………… 83
恒常性 ……………………………… 80
後頭部の循環障害 ………………… 45
高度清潔区域 ……………………… 6
高齢患者の特徴と留意点 ………… 3
喉頭痙攣 …………………………… 60
硬膜外血腫 ………………………… 36
硬膜外持続注入 …………………… 107
硬膜外麻酔 ……………… 33, 36
合成皮膚接着剤 …………………… 95

## さ

サードスペース ………… 82, 102
サイトカイン ……………………… 84
サインアウト ……………………… 72
サインイン ………………………… 72
サドルブロック …………………… 33
坐骨神経 …………………………… 41
坐骨神経麻痺 …………… 46, 50
砕石位 …………………… 39, 45
細胞外液補充液 …………………… 87
酸素解離曲線 ……………………… 18

## し

シバリング ………………………… 64
ショック …………………………… 124
　──の 3 主徴 ………………… 124
ショックインデックス …………… 126
ショック指数 ……………………… 126
ショックスコア …………………… 126
室温 ………………………………… 6
湿度 ………………………………… 6
手術室
　──からの退室 ……………… 61
　──の広さ …………………… 9
手術室看護記録表 ……… 69, 70
手術体位 …………………………… 39
徐脈性不整脈 ……………………… 122
心原性ショック …………………… 131
心室頻拍 …………………………… 122
身体抑制 …………………………… 164
神経・内分泌系反応 ……………… 81
神経根刺激症状 …………………… 36
神経障害 …………………………… 41
神経内分泌系ホルモン …………… 81
浸潤麻酔 …………………………… 33
深部静脈血栓症 ……… 45, 96, 135
迅速導入 …………………………… 27
尺骨神経 …………………………… 41
尺骨神経麻痺 …………… 43, 50
重拍切痕 …………………………… 14
出血性ショック …………………… 128
出血量 ……………………………… 57
術後
　──の経過 …………………… 172
　──の経過表 ………………… 174
　──の疼痛 …………………… 106
術後回復室 ………………………… 63
術後合併症 ……………… 36, 122
術後患者のアセスメント ………… 91
術後急性期 ………………………… 166
術後せん妄 ………………………… 155
術後訪問 …………………………… 120
術中合併症 ……………… 34, 37
術中経過 …………………………… 72
循環器系合併症 …………………… 122
循環障害 …………………………… 48
準清潔区域 ………………………… 6
消化器系合併症 …………………… 142
照明 ………………………………… 7

情報収集 …………………………… 1
静脈麻酔 …………………………… 26
褥瘡 ………………………………… 52

### す
スキサメトニウム ………………… 26
ストレスホルモン ………………… 81
水分出納の計算 …………………… 89
水分出納表 ………………………… 100
水分出納モニタリング …………… 98
水分摂取量 …………………… 87, 98
水分排泄量 …………………… 87, 98

### せ
セボフルレン ……………………… 25
せん妄 ……………………………… 155
　──の診断基準 ………………… 155
　──のスクリーニング法 ……… 158
生体反応 …………………………… 80
成長ホルモン ……………………… 83
清潔区域 …………………………… 6
赤血球数 …………………………… 111
赤血球沈降速度 …………………… 112
脊髄くも膜下麻酔 …………… 33, 36
脊髄神経麻痺 ……………………… 36
脊柱の生理的彎曲 ………………… 34
切石位 ………………………… 39, 45
仙骨神経叢 ………………………… 41
仙骨部の循環障害 ………………… 45
先制鎮痛法 ………………………… 106
穿刺部位と体位 …………………… 33
線溶系 ……………………………… 112
全血球算定 ………………………… 111
全身性炎症反応症候群 …………… 85
全身麻酔 ……………………… 25, 27

### そ
鼠径部の圧迫 ……………………… 51
創部出血 …………………………… 99
総蛋白 ……………………………… 112
総腓骨神経麻痺 …………………… 48
側臥位 ………………………… 40, 41, 47
塞栓症 ……………………………… 135
外回り看護師 ……………………… 62

### た
タイムアウト ……………………… 37
ダーマボンド® …………………… 95
多臓器不全 ………………………… 128
代謝系反応 ………………………… 81
体位が呼吸器系に及ぼす影響 …… 39
体位が循環器系に及ぼす影響 …… 40
体液喪失 …………………………… 87
体温 …………………………… 20, 54
体温調節機能 ……………………… 20
体温低下 …………………………… 54
　──に対する看護 ……………… 54
体外バランス ……………………… 98
体内バランス ……………………… 98

脱分極性の筋弛緩薬 ……………… 26
蛋白 ………………………………… 116

### ち
チオペンタール …………………… 26
中心静脈圧 ………………………… 16
腸管麻痺 …………………………… 144
腸閉塞 ……………………………… 144
調節（バランス）麻酔 …………… 27

### て
テレメーター ……………………… 104
デスフルラン ……………………… 25

### と
ドレッシング材 …………………… 94
疼痛 ………………………………… 106
疼痛管理 …………………………… 106
糖 …………………………………… 116
橈骨神経 …………………………… 41
橈骨神経麻痺 ………………… 41, 50
動脈圧 ………………………… 9, 15
動脈圧波形 ………………………… 14
頓用 ………………………………… 108

### な
ナトリウム ………………………… 113

### に
ニューロレプト・アナルゲシア
　麻酔 ……………………………… 27
ニューロレプト麻酔 ……………… 27
二次救命 …………………………… 30
日本語版ニーチャム混乱・
　錯乱状態スケール ……… 160, 158
乳酸加リンゲル液 ………………… 87
尿一般検査 ………………………… 114
尿色調の変化 ……………………… 115
尿素窒素 …………………………… 112
尿閉 ………………………………… 150
尿量 ………………………………… 58
尿量減少 ……………………… 147, 150
　──に対する処置 ……………… 58
尿路感染 ………… 148, 49, 150, 152

### ね
ネブライザー ……………………… 140

### は
バランス麻酔 ……………………… 107
パルスオキシメーター …………… 16
パンクロニューム ………………… 26
肺炎 ………………………………… 137
肺音 ………………………………… 139
　──の分類 ……………………… 93
　──の聴診 ……………………… 93
肺合併症 …………………………… 137
肺血栓塞栓 ………………………… 135
肺動脈圧 …………………………… 21

肺動脈楔入圧 ……………………… 21
背部の循環障害 …………………… 45
敗血症性ショック ………………… 132
排尿間隔 …………………………… 151
排尿障害 …………………………… 148
白血球数 …………………………… 111
抜管 ………………………………… 59
抜管基準 …………………………… 59

### ひ
ビジュアルアナログスケール … 109
比重 ………………………………… 116
皮膚節 ……………………………… 35
皮膚知覚帯 ………………………… 34
非観血的血圧測定値 ……………… 15
非観血的血圧モニタリング ……… 12
非特異的反応 ……………………… 80
泌尿器系合併症 ………… 147, 150
被曝防護三原則 …………………… 120
腓骨神経 …………………………… 41
腓骨神経麻痺 ………… 44, 47, 50
頻脈性不整脈 ……………………… 122
表面麻酔 …………………………… 33
病棟看護師へ申し送り …………… 63

### ふ
フェイススケール ………………… 109
フェンタニル ……………………… 26
プロポフォール …………………… 26
不安緩和 …………………………… 9
不感蒸泄 …………………………… 102
不潔区域 …………………………… 6
不整脈 ……………………………… 122
腹臥位 ………………………… 40, 48
腹部X線撮影写真の見方 ………… 119
腹部の圧迫 ………………………… 51
吻合 ………………………………… 143

### へ
ヘマトクリット値 ………………… 111
ヘモグロビン尿 …………………… 115
ヘモグロビン量 …………………… 111
ベクロニューム …………………… 25
平均血圧 …………………………… 11

### ほ
ポータブル撮影時の注意 ………… 119
放射線 ……………………………… 121
縫合 ………………………………… 143
縫合不全 …………………………… 142
乏尿 ………………………………… 150
膀胱温モニター …………………… 20
膀胱留置カテーテル ……………… 147
発赤の程度 ………………………… 73

### ま
麻酔 ………………………………… 23
　──の3A ……………………… 23
麻酔深度 …………………………… 28

185

麻酔導入時の看護 ･･･････････････ 32
麻酔薬の広がりと症状 ･･･････････ 34

**む**

無影灯 ････････････････････････ 7
無気肺 ･･････････････････････ 137
無尿 ･･･････････････････････ 150

**め**

メンデルソン症候群 ･･････････ 138

**ゆ**

輸液量 ････････････････････ 87

**よ**

腰痛 ･･･････････････････ 44, 47
四点支持器による体位固定 ･･･ 51

**ら**

ラテックスアレルギー ･････････ 133

**り**

輪状軟骨圧迫法 ･････････････ 38

**れ**

レミフェンタニル ･････････････ 26

**ろ**

ロクロニウム ･････････････････ 25

**わ**

腕神経叢 ･･････････････････ 41
腕神経叢麻痺 ･･･････････ 41, 47

**A～Z・他**

3P コンセント ･･････････････ 8
3 主徴 ･･････････････････ 127
3 点誘導心電図モニター ･････ 104
ABP ･･････････････････････ 13
Alb ･･････････････････････ 113
ALT ･･････････････････････ 113
Amy ･･････････････････････ 113
AST ･･････････････････････ 113
Base Excess ･･････････････ 128
BIS モニター ･････････････････ 28
BP ･･････････････････････ 12
BS ･･････････････････････ 114
BUN ･･････････････････････ 112
CBC ･･････････････････････ 111
Cl ･･････････････････････ 113
Cr ･･････････････････････ 112
CRP ･･････････････････････ 112
CVP ･･････････････････････ 16
C 反応性蛋白 ･･････････････ 112
DVT ･･･････････････････ 96, 135
ECG ･･････････････････････ 104
ESR ･･････････････････････ 112
Five P's ･･･････････････ 124, 127
GOT ･･････････････････････ 113
GPT ･･････････････････････ 113

Hb ･･････････････････････ 111
homeostasis ･･･････････････ 80
Ht ･･････････････････････ 111
ICDSC ･･････････････････････ 159
in-out バランスシート ･･････ 100
K ･･････････････････････ 113
MH ･･････････････････････ 20
Modified Aldrete スコア ･･････ 62
MOF ･･････････････････････ 128
Moore の手術後の回復過程 ････ 86
Na ･･････････････････････ 113
NCA ･･････････････････････ 109
NCS ･･･････････････ 158, 160
NLA ･･････････････････････ 27
PACU ･･････････････････････ 63
PAP ･･････････････････････ 21
PCA ･･････････････････････ 109
PCWP ･･････････････････････ 21
pH ･･････････････････････ 114
PLT ･･････････････････････ 112
PTE ･･････････････････････ 135
RBC ･･････････････････････ 111
SIRS ･･････････････････････ 85
$SpO_2$ ･･････････････････････ 16
TIVA ･･････････････････････ 27
TP ･･････････････････････ 112
VAS ･･････････････････････ 109
VT ･･････････････････････ 122
WBC ･･････････････････････ 111
X 線検査 ･･････････････････ 116

〈講義から実習へ〉高齢者と成人の周手術期看護2
術中/術後の生体反応と急性期看護　第3版
ISBN978-4-263-23986-5

| 2000年 7 月30日 | 第1版第 1 刷発行（〈講義から実習へ〉周手術期看護2 術中/術後の生体反応と急性期看護） |
| 2011年10月20日 | 第1版第15刷発行 |
| 2012年 9 月10日 | 第2版第 1 刷発行（改題） |
| 2019年 2 月10日 | 第2版第 9 刷発行 |
| 2019年 8 月25日 | 第3版第 1 刷発行 |
| 2022年 1 月10日 | 第3版第 4 刷発行 |

編　著　竹　内　登美子

発行者　白　石　泰　夫

発行所　医歯薬出版株式会社

〒113-8612　東京都文京区本駒込1-7-10
TEL.（03）5395-7618（編集）・7616（販売）
FAX.（03）5395-7609（編集）・8563（販売）
https://www.ishiyaku.co.jp/
郵便振替番号　00190-5-13816

乱丁，落丁の際はお取り替えいたします　　　印刷・教文堂／製本・愛千製本所
© Ishiyaku Publishers, Inc., 2000, 2019. Printed in Japan

本書の複製権・翻訳権・翻案権・上映権・譲渡権・貸与権・公衆送信権（送信可能化権を含む）・口述権は，医歯薬出版㈱が保有します．
本書を無断で複製する行為（コピー，スキャン，デジタルデータ化など）は，「私的使用のための複製」などの著作権法上の限られた例外を除き禁じられています．また私的使用に該当する場合であっても，請負業者等の第三者に依頼し上記の行為を行うことは違法となります．

JCOPY＜出版者著作権管理機構　委託出版物＞
本書をコピーやスキャン等により複製される場合は，そのつど事前に出版者著作権管理機構（電話 03-5244-5088，FAX 03-5244-5089，e-mail：info@jcopy.or.jp）の許諾を得てください．

## 本書に付属する動画コンテンツについて

本書 p.22 に掲載している通り,関連する動画を以下の方法にてインターネット上で視聴することができます.

### ◆パソコンで視聴する方法

以下の URL にアクセスし,該当項目をクリックすることで動画を視聴することができます.

https://www.ishiyaku.co.jp/ebooks/239860/

［動作環境］
　Windows 7 以上の Microsoft Edge,Google Chrome 最新版
　MacOS 10.10 以上の Safari 最新版

### ◆スマートフォン・タブレットで視聴する方法

上記の URL を入力するか,以下の QR コードを読み込んでサイトにアクセスし,該当項目をクリックすることで動画を視聴することができます.

［動作環境］
　Android 6.0 以上の Google Chrome 最新版
　iOS 11 以上の Safari 最新版
　※フィーチャーフォン（ガラケー）には対応しておりません.

### ◆注意事項

・お客様がご負担になる通信料金について十分にご理解のうえご利用をお願いします.
・本コンテンツを無断で複製・公に上映・公衆送信（送信可能化を含む）・翻訳・翻案することは法律により禁止されています.

### ◆お問い合わせ先

以下のお問い合わせフォームよりお願いいたします.
URL：https://www.ishiyaku.co.jp/ebooks/inquiry/